AF850016

Sabrina & Michael Schulze

Rollenspiele

100 Ideen für erotische Rollenspiele

Tipps, Anregungen, Kostüme, Locations und Scripts für aufregende erotische Rollenspiele

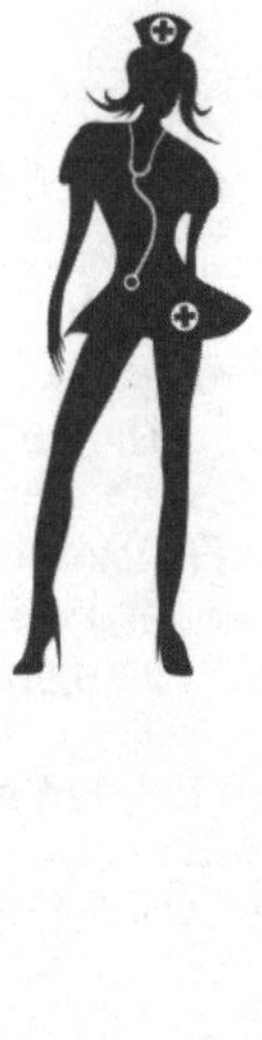

Buch

Ihr möchtet etwas mehr Schwung, Abwechslung und Abenteuer in eure Beziehung bringen? Viele Menschen können sich erst dann wirklich öffnen, wenn sie in die Haut eines anderen schlüpfen. In diesem Buch findet ihr einhundert Ideen für mehr Spaß zu zweit – alles komplett mit Tipps, Infos zu Kostümen und zur passenden Location. Habt Spaß miteinander ...

Autoren

Sabrina und Michael Schulze sind Autoren für erotische Fachliteratur und Romane und arbeiten im ‚*wirklichen*' Leben als geschäftsführende Gesellschafter in ihrer Werbeagentur und ihrem Verlag in einem Dorf in der Nähe von Hannover.

Ebenfalls von Sabrina & Michael Schulze erschienen:

Quickies - Das große Buch vom schnellen Glück
Anregungen, Fakten und Kurzgeschichten rund um den | gut geplanten | Quickie
ISBN 978-3-86448-503-9 EUR 9,90 [D]

Flirten - Die ultimative Flirtschule
Anregungen, Fakten und Übungen zum perfekten Flirten in allen Lebenslagen
ISBN 978-3-86448-504-6 EUR 9,90 [D]

Pornodreh – Handbuch für den eigenen Porno
Anleitungen, Anregungen, Scripts und Wissenswertes für euren eigenen Porno
ISBN 978-3-86448-505-3 EUR 14,90 [D]

Sabrina & Michael Schulze

ROLLENSPIELE

- 100 Ideen für erotische Rollenspiele -

Tipps, Anregungen, Kostüme, Locations und Scripts für aufregende erotische Rollenspiele

DREIPUNKT

Originalausgabe 2015

Der DREIPUNKT-VERLAG in Gadenstedt ist ein
Unternehmen der Schulze Media GmbH

1. Auflage

Taschenbuchausgabe 2015

Copyright © 2015 Sabrina & Michael Schulze

Autoren: Sabrina und Michael Schulze

Umschlaggestaltung und grafische Umsetzung:
Schulze Media GmbH, Gadenstedt

Druck: druck.pl sp z o.o.

ISBN 978-3-86448-506-0

Autorenkontakt: www.MIKEundSABRINA.de

Inhalt

Die Anzahl der beschriebenen Rollenspiele ist für ein normales Inhaltsverzeichnis zu lang. Wir haben deshalb ein alphabetisches Verzeichnis angelegt, um bestimmte Rollenspiele bestmöglich zu finden.

Selbstverständlich spricht auch nichts dagegen, die ab Seite 22 beginnenden Rollenspiele der Reihe nach durchzulesen.

Index

Hier findet Ihr alle Rollenspiele in alphabetischer Auflistung.

A

B

C

D

E

F

G

H

I

K

M

N

O

P

R

S

W

Z

Vorwort

Ihr habt euch entschlossen, euer Liebesleben und eure Beziehung mit ein bisschen Würze zu versehen. Rollenspiele sind ein hervorragendes Mittel, um dem grauen Alltag für eine absehbare Zeit zu entfliehen. Werdet zum mächtigen Herrscher oder untertänigen Diener, findet eure Königin oder Sklavin! In einem Rollenspiel ist alles möglich, was euch beiden Spaß macht. Herkömmliche Konventionen haben hier keinen Platz.

Wer sich in eine andere Person verwandelt, legt auch seine bekannten Gewohnheiten, Ansichten und Leidenschaften ab – er entwickelt neue, der Rolle angemessene Handlungsweisen. Dies macht Rollenspiele so prickelnd.

Lernt eure neuen Identitäten kennen und lieben, denn sie werden euch zu einem intensiveren Miteinander führen!

Habt Spaß!

Sabrina & Michael Schulze

Allgemeines

Wozu Rollenspiele? Man kann doch auch einfach so Sex haben! Natürlich kann man das. Man kann auch jeden Tag die gleiche Suppe essen – manchmal ist ein saftiges Steak aber auch etwas Feines und Besonderes. Rollenspiele helfen uns, ein klein wenig mehr von uns zu zeigen, als dies sonst möglich ist. Vielleicht fragt ER nicht offen heraus nach einem Blowjob ... das hinterhältige Schlitzohr, dessen Identität er angenommen hat, macht aber genau dies! Rollenspiele sollen in einer Beziehung stets in einer Sache enden: Sex. Fantastischem, außergewöhnlichem Sex, weit entfernt vom Alltäglichen!

Die Sprache im Buch

Alle Bezeichnungen, Titel oder Beschreibungen sind weder wertend, noch diskriminierend zu verstehen, sondern stellen einen Teil des Rollenspiels dar. So ist ein Begriff wie ‚*Hure*' nicht die Bezeichnung für die Frau, die diese Rolle spielt, sondern die Bezeichnung für eben diese Rolle! Gleiches gilt für Beschreibungen von Handlungen, vornehmlich sexueller Natur. Die in Script-Ausschnitten wiedergegebene Sprache ist die Sprache der Menschen, mit allen grammatikalischen Ungereimtheiten und Fehlern. Sie gibt den Charakteren ihre Authentizität.

Die Scriptausschnitte

Scriptanfänge oder Ausschnitte zeigen mögliche Dialoge im Rollenspiel. Sie müssen von den Teilnehmern nicht wörtlich wiedergegeben werden. Sie dienen dazu, den richtigen Tonfall zu finden und sich vorab besser in die Situation und die Rolle hineinzuversetzen. Das Grundthema wird vorgegeben. Taucht ein Schwerverbrecher auf, kann er auf vielfältige Weise dargestellt werden. Brutal, hinterhältig, gemein, fair, ... alles ist möglich. Hier soll das Script helfen, den Charakter entsprechend zu definieren.

Das eigene Script

Noch oberhalb der Überschrift eines jeden Rollenspiels ist ein kleiner Hinweis zu finden, ob ein eigenes Script sinnvoll, nützlich oder sogar unverzichtbar ist. Die Entwicklung eines eigenen Drehbuchs (vielleicht in Anlehnung an den Scriptausschnitt, der zur Verfügung gestellt wird), ist bereits als Teil des Rollenspiels und des damit einhergehenden Spaßes zu verstehen. Dies alles muss nicht perfekt sein und niemand muss das ganze Script auswendig lernen, aber es hilft, um sich in die Rolle zu versetzen und eine gewisse Vorfreude zu entwickeln.

Und darum geht es uns doch letztendlich: Wir wollen gemeinsam Spaß haben und etwas Neues erleben!

Das Problem mit der ‚Lächerlichkeit'

Die klassische Frage: Taucht bei der Darstellung im Rollenspiel ein Gefühl der Lächerlichkeit auf?

Klare Antwort: Beim ersten Mal – JA!

Das ist normal und sollte kein Problem darstellen. Die ersten Male klappt noch nicht alles perfekt. Dinge gehen schief ... wir lernen. Wir haben auch nicht mit der Mathematik aufgehört, nur weil uns das kleine Einmaleins bei 6 x 7 einen Stock zwischen die Beine geworfen hat. Mit der Zeit werden die Scripts besser, man fühlt sich wohler in der gewählten Rolle und kann sich auf das Wesentliche konzentrieren. Und wenn es am Anfang einmal etwas lustiger ist, dann kann man auch zusammen lachen!

Unser Set

Niemand besitzt einen geheimen Unterschlupf wie Dr. Evil (außer Dr. Evil selbst natürlich). Kaum jemand hat zu Hause einen Beichtstuhl stehen und nur die Wenigsten besitzen eine Bar. Und auch mit einem Untersuchungsraum auf einem Raumschiff sieht es eher schlecht aus. Das soll uns aber nicht daran hindern, mit ein paar Hilfsmitteln für eine entsprechende Umgebung zu sorgen. Es muss nicht perfekt sein! Unser Kino spielt sich sowieso in erster Linie im Kopf ab. Und die paar benötigten Hilfsmittel, die das Set ausmachen, bekommen wir schon zusammen.

Kostüme

Ein gutes Kostüm kann der Blaumann des Handwerkers, wie auch der schwarze Anzug des Spions sein. Erst das Kostüm lässt uns auch wirklich in der Rolle aufgehen, die wir darstellen wollen. Was für das Set gilt, hat auch bei Kostümen seine Gültigkeit: Es muss nicht perfekt sein, aber es soll uns helfen, uns unterstützen. Wird einmal ein etwas extravaganteres Kostüm benötigt, gibt es im Internet eine Fülle von Anbietern, die entsprechende Kostüme verkaufen oder für wenig Geld verleihen.

Zusammenfassung

Je besser wir uns vorbereiten, je mehr Zeit und Mühe wir in unser Script stecken, je detailreicher das Set ist und je besser die Kostüme sitzen, desto mehr Spaß können wir mit unserem Rollenspiel haben und umso sicherer werden wir uns fühlen.

Und jetzt sehen wir uns die 100 vorgestellten Rollenspiele einmal etwas genauer an ...

Rollenspiel Nr. 1 - **Script nicht notwendig**

Der Komapatient

HANDLUNG

Der Mann liegt im Bett und befindet sich seit langer Zeit im Koma (Grund ist beliebig). Die Krankenschwester ist für seine Versorgung und Pflege zuständig. Natürlich ist es ihr Bestreben, den Mann aus dem Koma zu befreien. Da er bewegungslos auf dem Bett liegt, hat sie alle Möglichkeiten, ihn zum ‚Aufwachen' zu animieren.

LOCATION

Schlafzimmer, Bett

KOSTÜME

Mann: Krankenhaus-Nachthemd, hinten offen

Frau : Krankenschwester-Kostüm

TIPPS

Für den Mann ist es besonders anregend, wenn die Schwester ‚Selbstgespräche' darüber führt, was sie als nächstes mit ihm machen will.

SZENENSTARTER

Der folgende Script-Ausschnitt kann als Grundlage für ein eigenes Script dienen. Wir starten mitten in der Szene:

Nachdem die Krankenschwester den Komapatienten versorgt hat, beginnt sie mit ihrer Art der Wiederbelebung, indem sie in sein Ohr flüstert und ihn gleichzeitig streichelt.

KRANKENSCHWESTER (geflüstert)

Rate mal, was ich gleich mit dir machen werde … (kurze Pause)

KRANKENSCHWESTER (CONT'D)

Ich werde dich dermaßen leersaugen, dass dir gar nichts anderes übrig bleibt, als aufzuwachen …

Ihre Hand verschwindet unter dem Nachthemd und beginnt ihn zu massieren.

KRANKENSCHWESTER (CONT'D)

Na, was haben wir denn da? Das sieht mir ja ganz und gar nicht nach Koma aus …

Die Krankenschwester entfernt das Nachthemd und beginnt, ihm einen Blowjob zu geben. Kurze Zeit später erwacht der Patient langsam und fragt sich natürlich was los ist …

Dieses Rollenspiel kann noch deutlich verlängert werden, wenn SIE ihm zunächst noch alles erklärt und er sich schließlich sehr dankbar zeigt.

Scriptänderungen und –erweiterungen je nach persönlichem Geschmack!

Rollenspiel Nr. 2 - **Script nicht zwingend | Rollenumkehr möglich**

Die Verhaftung

HANDLUNG

Die Frau ist eine Kommissarin, die den Mann verhaften will. Zu einer Verhaftung gehört unter anderem auch die Leibesvisitation. Im Zuge der Leibesvisitation muss sich der Verhaftete nach und nach seiner Kleider entledigen.

LOCATION

Im Haus, Wohnzimmer

KOSTÜME

Kommissarin: Mantel, Handschellen, Polizeimarke

Verhafteter : Normale Bekleidung

TIPPS

Ob der Verhaftete zunächst Widerstand leistet und mit Hilfe der Handschellen ruhig gestellt werden muss, ergibt sich aus der Situation. Achtung: Richtige Handschellen (Army-Shop) sind in der Funktion verlässlicher als ‚Erotik-Handschellen'.

SZENENSTARTER

Der folgende Script-Ausschnitt kann als Grundlage für ein eigenes Script dienen. Wir starten mitten in der Szene:

Die Kommissarin hat dem Verhafteten die Handschellen angelegt und seine Rechte vorgelesen.

KOMMISSARIN

Ihnen wird zur Last gelegt, sie hätten am letzten Donnerstag vor dem Fitnessstudio exhibitionistische Handlungen ausgeführt.

VERHAFTETER

Aber das stimmt doch gar nicht. Ich kann das sogar beweisen. In meiner Hosentasche ist eine Kinokarte, die beweist, dass ich am Donnerstag im Kino war.

Ihre Hand gleitet in seine Hosentasche und fängt an zu wühlen. Er wird durch die Berührungen erregt und beginnt zu grinsen.

VERHAFTETER (CONT'D)

Na, etwas gefunden, was Sie interessiert?

KOMMISSARIN

Das werde ich Ihnen sagen, wenn ich es etwas genauer untersucht habe.

In der Fortsetzung kann eine Leibesvisitation erfolgen. Hierzu müssen gegebenenfalls die Handschellen noch einmal geöffnet werden.

Scriptänderungen und –erweiterungen je nach persönlichem Geschmack!

Rollenspiel Nr. 3 - **Script empfohlen**

Nachsitzen

HANDLUNG

Die ‚böse' Schülerin muss nachsitzen (Grund ist beliebig). Da sie die einzige Schülerin ist, die nachzusitzen hat, versucht sie mit eindeutigen Avancen den Lehrer für sich zu gewinnen. Die ‚Schulkleidung' kommt ihr bei diesen Versuchen zu Hilfe.

LOCATION

Raum mit Tisch und diversen Stühlen, z.B. Esszimmer

KOSTÜME

Lehrer: Hemd, Hose, Sakko, Krawatte

Schülerin: Kurzer karierter Minirock, weiße Bluse, weiße halterlose Strümpfe, schwarze Schuhe, Schleife im Haar. Bücher nicht vergessen!

TIPPS

Stark geschminkt und mit einem Lolli versehen, entspricht das Kostüm dem Klischee zu 100 Prozent!

SZENENSTARTER

Der folgende Script-Ausschnitt kann als Grundlage für ein eigenes Script dienen. Wir starten mitten in der Szene:

```
Schülerin und Lehrer haben Platz genommen und das
Nachsitzen beginnt. Der Lehrer tut so, als ob er
lesen würde, beobachtet aber insgeheim die
Schülerin, die eine Aufgabe zu bearbeiten hat.

                    SCHÜLERIN

      Herr Meier, können wir das Ganze hier nicht
      einfach beenden? Wir sind doch ganz allein
      hier und keiner würde etwas merken.

                     LEHRER

      Ich glaube, du verstehst den Sinn des
      Nachsitzens nicht.

                    SCHÜLERIN

      Können wir dann nicht vielleicht etwas
      anderes machen, wenn wir hier schon allein
      sind?

                     LEHRER

      Was schwebt dir denn da so vor? Du hast doch
      etwas im Sinn …
```

In der Fortsetzung kann die Schülerin entweder weitere verbale Andeutungen machen, oder sie bleibt verbal zurückhaltend, öffnet jedoch die Bluse ein wenig bzw. zeigt etwas mehr Bein.

Scriptänderungen und –erweiterungen je nach persönlichem Geschmack!

Rollenspiel Nr. 4 - **Script wichtig | Rollenumkehr möglich**

Nachhilfeschüler

HANDLUNG

Der Schüler hat Defizite im Schulfach Sexualkunde. Die Nachhilfelehrerin versucht, ihm die Theorie nahezubringen, sieht sich aber nach kurzer Zeit gezwungen, eine praktische Unterweisung in das heutige Thema vorzunehmen.

LOCATION

Arbeitszimmer, Wohnzimmer

KOSTÜME

Schüler: Hemd, Jeans

Nachhilfelehrerin: Kurzes Kostüm, Brille

TIPPS

Das Rollenspiel funktioniert besonders gut, wenn eine echte Schüler-/Nachhilfelehrerin-Beziehung entsteht, in der der Schüler immer wieder nachfragt und sich Details genau erklären (und zeigen) lässt.

SZENENSTARTER

Der folgende Script-Ausschnitt kann als Grundlage für ein eigenes Script dienen. Wir starten mitten in der Szene:

Die Nachhilfelehrerin sitzt neben dem Nachhilfeschüler am Schreibtisch. Vor ihnen liegt ein Sexualkundebuch.

NACHHILFELEHRERIN

Nun, Leon, dann erklär mir doch einmal den grundsätzlichen Aufbau der Vagina.

LEON

Also, da sind außen die … also, ich meine, äh, das kann man auf den Bildern im Buch doch gar nicht richtig erkennen.

Die Nachhilfelehrerin sieht sich die Abbildung im Buch genauer an. Dann lächelt sie verschmitzt.

NACHHILFELEHRERIN

Hm, da hast du ja wirklich Recht. Dann erklär es mir doch einfach hieran?

Sie schiebt ihren Rock etwas hoch und stellt ein Bein provokant nach oben. Sie trägt keine Unterwäsche.

Alternativ kann zunächst mit ‚einfacheren' Körperteilen, wie zum Beispiel der Brust oder anderen erogenen Zonen, begonnen werden. Hierdurch kann die Handlung und der Spielzeitraum erheblich verlängert werden.

Scriptänderungen und –erweiterungen je nach persönlichem Geschmack!

Rollenspiel Nr. 5 - **Script empfohlen | Rollenumkehr möglich**

Fahrprüfung

HANDLUNG

Die Fahrschülerin muss ihre praktische Fahrprüfung ablegen. Natürlich begeht sie den einen oder anderen Fehler. Der Prüfer will sie durchfallen lassen, gibt ihr auf einem abgelegenen Parkplatz aber noch eine Chance (Einparken). Auch dies gelingt nur schlecht und die Fahrschülerin ist gezwungen, den Prüfer anderweitig von ihren Fähigkeiten im Verkehr zu überzeugen.

LOCATION

Auto, Parkplatz

KOSTÜME

Prüfer: Hemd, Hose, Jacke

Frau : Jeans, Bluse

TIPPS

Auf § 183a StGB achten (*Öffentliches Ärgernis*).

SZENENSTARTER

Der folgende Script-Ausschnitt kann als Grundlage für ein eigenes Script dienen. Wir starten mitten in der Szene:

Die Fahrschülerin befindet sich mit dem Prüfer auf einem (leeren) Parkplatz.

PRÜFER

So, Nicole, bisher war das noch nicht so toll. Ich gebe Ihnen noch eine Chance. Parken Sie hier bitte rückwärts ein.

Nicole versucht es, es endet jedoch so, dass das Fahrzeug krumm und schief in der Lücke stehen bleibt. Der Prüfer schüttelt langsam den Kopf.

PRÜFER (CONT'D)

Sehen Sie sich das doch einmal an. Das ist doch nichts. Das ist doch gar nichts! Sagen Sie doch einmal selbst, was ich mit ihnen machen soll?

Anstatt deprimiert um ihren Führerschein zu betteln, geht Nicole in die Offensive.

NICOLE

Sie könnten mich zum Beispiel ficken. Gleich hier und jetzt. Vielleicht würde Sie das Ihre Entscheidung ja noch einmal überdenken lassen?

Neben der hier gezeigten direkten offenen Ansprache kann es auch ausreichen, die Bluse zu öffnen und eine Gegenfrage zu stellen ‚Ich weiß es nicht, vielleicht fällt Ihnen ja etwas ein …'

Scriptänderungen und –erweiterungen je nach persönlichem Geschmack!

Rollenspiel Nr. 6 - **Script empfohlen**

Vertreterbesuch

HANDLUNG

Ein Staubsaugervertreter klingelt und möchte das neue Modell vorführen. Die Hausfrau ist skeptisch, lässt ihn aber zunächst gewähren und fast die ganze Wohnung saugen. Dann zeigt sie sich mit der Leistung unzufrieden und beweist ihm, dass er zwar gut, sie aber besser ‚saugen' kann.

LOCATION

Wohnung, Wohnzimmer

KOSTÜME

Vertreter: Hemd, Hose, Sakko, Staubsauger

Hausfrau: Rock, Bluse, kurze Schürze

TIPPS

Der Vertreter sollte versuchen, die Hausfrau mit dem typischen Vertreterjargon zu überzeugen (z.B. übertriebenes Anpreisen der Vorteile des betreffenden Geräts).

SZENENSTARTER

Der folgende Script-Ausschnitt kann als Grundlage für ein eigenes Script dienen. Wir starten mitten in der Szene:

Die erste Staubsaugervorführung ist beendet, aber die Hausfrau ist noch nicht überzeugt.

VERTRETER

Die beeindruckende Saugleistung wird durch einen superstarken Motor mit 1.600 Watt erzeugt. Die Leistung sucht ihresgleichen auf dem Markt.

HAUSFRAU

Jetzt pass' mal gut auf. Wenn es um Saugleistung geht, bin ich hier die Spezialistin.

Sie beginnt, an seiner Hose herumzufingern. Er ziert sich noch proforma.

HAUSFRAU (CONT'D)

Was ist? Bekommst du kalte Füße? Ich zeige dir jetzt einmal Saugleistung …

Schließlich gibt er seinen Widerstand auf und sie beginnt mit einem Blowjob.

Gerade in der Anfangsphase der Szene (hier nicht beschrieben) kann es während der Gerätevorführung zu ersten Anzüglichkeiten kommen. Auch das ‚Du' wird erst im Laufe der Zeit das erste förmliche ‚Sie' ersetzen. Der Vertreter bleibt beim ‚Sie'.

Scriptänderungen und –erweiterungen je nach persönlichem Geschmack!

Rollenspiel Nr. 7 - **Script wichtig**

Anmache in der Bar

HANDLUNG

Die Frau sitzt in einer Bar und trinkt einen ‚Mädchendrink'. Der Mann mimt einen Proll, der versucht, sie mit billigsten Anmachsprüchen für sich zu gewinnen. Nachdem möglichst viele Besucher die Versuche mitbekommen haben, verschwinden beide in Richtung Toiletten ...

LOCATION

Gute Bar mit geringem Geräuschpegel

KOSTÜME

Mann: Hemd, Hose, Jacke (gegebenenfalls noch eleganter)

Frau : Kostüm, Haare und Make-up (aufwendig)

TIPPS

Die Bar wird zu deutlich unterschiedlichen Zeiten betreten. Die Frau sollte sicherstellen, dass ein Platz neben ihr frei ist. Was sich tatsächlich auf der Toilette abspielt, kann von der Hygiene der Sanitäranlagen abhängig gemacht werden.

SZENENSTARTER

Der folgende Script-Ausschnitt kann als Grundlage für ein eigenes Script dienen. Wir starten mitten in der Szene:

```
Der Mann setzt sich neben die Frau an die Bar.

                         MANN

     Hi, sag' mal, waren wir nicht als Kinder auf
     verschiedenen Schulen?

                         FRAU

     Sehr witzig.

                         MANN

     Nein, ok. Aber jetzt mal ehrlich. Noch
     einmal. Hallo, wie geht's dir?

                  FRAU (kurz angebunden)

     Gut.

                         MANN

     Ich habe gefragt, wie es dir geht, nicht wie
     du aussiehst …
```

Das Ganze geht noch eine Weile so weiter. Anmachspruch folgt auf Anmachspruch. Dann schließlich, wenn die ‚Mithörer' sich bereits lustig machen, zündet ein besonders blöder Spruch und die Frau geht darauf ein. Nach kurzem, intensivem Blickkontakt verschwinden beide gleichzeitig auf der Toilette. Die ungläubigen Blicke beim Zurückkehren an die Bar sind fester Bestandteil dieses Rollenspiels!

Scriptänderungen und –erweiterungen je nach persönlichem Geschmack!

Rollenspiel Nr. 8 - **Script empfohlen | Rollenumkehr möglich**

Hausbesuch

HANDLUNG

Der Hausfrau geht es nicht besonders gut. Ihr Arzt macht einen Hausbesuch. Für die Untersuchung müssen Körperteile freigelegt werden. Dazu gehört das Abhorchen der Brust und das Abtasten der Stellen, die die Frau mit ‚*Da tut es weh*' genauer bezeichnet. Auf Rezept gibt es nur Eines: Spontanen Sex!

LOCATION

Wohnzimmer oder Schlafzimmer

KOSTÜME

Arzt: Weißes Hemd, Schwarze Hose, weißer Kittel

Frau: Hausanzug oder Trainingsanzug

TIPPS

Mit einem (billigen) Stethoskop aus dem Sanitätshaus kann der Arzt sehr viele Stellen sehr genau abhorchen!

SZENENSTARTER

Der folgende Script-Ausschnitt kann als Grundlage für ein eigenes Script dienen. Wir starten mitten in der Szene:

Der Arzt sitzt auf einem Stuhl neben dem Sofa, auf dem die kranke Frau liegt.

ARZT

Na, Frau Weber, wo fehlt's uns denn?

FRAU

Ich weiß auch nicht. Ich habe überall so eine Sensibilität.

ARZT

Hm, wo genau tritt diese Sensibilität denn auf?

Er nimmt sein Stethoskop und haucht es zum Anwärmen an. Die Frau deckt sich auf und entblößt zunächst eine Brust.

FRAU (auf die Brust deutend)

Hier zum Beispiel.

Der Arzt hört die Stelle intensiv ab. Rückfragen nach anderen sensiblen Stellen werden gestellt und beantwortet.

So geht es eine Weile weiter. Jede neue Stelle wird genauestens erkundet und abgehorcht. Natürlich kann auch ein Abtasten notwendig werden. Und: Gute Ärzte benötigen zum Fiebermessen nicht einmal ein Thermometer ...

Scriptänderungen und –erweiterungen je nach persönlichem Geschmack!

Rollenspiel Nr. 9 - **Script nicht zwingend**

Unordentliches Hausmädchen

HANDLUNG

Das neue Hausmädchen säubert die Wohnung mit dem Staubwedel und ist dabei recht unordentlich. Zur Rede gestellt, versucht sie den Hausherrn (der sich natürlich zunächst ziert) von ihren Qualitäten zu überzeugen.

LOCATION

Wohnung, Wohnzimmer

KOSTÜME

Hausherr: Hemd, Hose

Frau: Dienstmädchen-Uniform (schwarz und kurz)

TIPPS

Die Vorfreude wird gesteigert, wenn der Mann das unordentliche Dienstmädchen eine gewisse Zeit vorher ‚heimlich' beobachtet.

SZENENSTARTER

Der folgende Script-Ausschnitt kann als Grundlage für ein eigenes Script dienen. Wir starten mitten in der Szene:

```
Der Hausherr sitzt im Sessel im Wohnzimmer und
liest. Das Hausmädchen kommt herein und beginnt
abzustauben. Dabei geht sie sehr oberflächlich vor.
Der Mann beobachtet sie. Sie bemerkt dies und bietet
ihm mit ihrer sehr kleinen Uniform immer wieder ganz
bewusst tiefe Einblicke.

                    HAUSHERR

      Melanie, Sie müssen aber wirklich ein wenig
      ordentlicher arbeiten. Hier bleibt ja noch
      überall Staub liegen.

Sie richtet sich entrüstet auf und verteidigt sich.

                   HAUSMÄDCHEN

      Aber Herr Meier! Ich arbeite so gut und
      schnell ich es kann.

                    HAUSHERR

      Zeigen Sie mir doch einmal genau, wie Sie
      den Staub wegwedeln …

Sie geht zum Hausherrn und beginnt fiktiven Staub
von ihm abzuwedeln …
```

Natürlich kommt sie beim Wedeln auch an die hierfür besonders empfänglichen Stellen des Hausherrn. Sein Protest verhallt. Vielleicht muss dieses Hausmädchen sogar übers Knie gelegt werden, so frech wie es ist …

Scriptänderungen und –erweiterungen je nach persönlichem Geschmack!

Rollenspiel Nr. 10 - **Script wichtig (für SIE)**

Die Kartenlegerin

HANDLUNG

Eine heiße Zigeunerin legt dem Mann die Karten. Sie findet ihn attraktiv und versucht ihn mit den Karten zu animieren, mit ihr Sex zu haben.

LOCATION

Wohnzimmer

KOSTÜME

Mann: Hemd, Hose, Jacke

Zigeunerin: Bunter, weiter Rock, bunte Bluse, Kopftuch, Tarot- Karten

---

TIPPS

Dieses Rollenspiel verlangt eine gewisse Vorbereitung seitens der Frau, die sich zu den Karten bestimmte ‚Deutungen' zurecht legen sollte, um den Mann zu überzeugen. Wichtig: Karten schon vorher in die ‚richtige' Reihenfolge legen.

SZENENSTARTER

Der folgende Script-Ausschnitt kann als Grundlage für ein eigenes Script dienen. Wir starten mitten in der Szene:

```
Der Mann und die Wahrsagerin sitzen sich gegenüber.
Sie deckt drei Karten aus dem Tarot-Blatt auf.

                    WAHRSAGERIN

      Ich sehe ein großes Abenteuer auf dich
      zukommen. Eine geheimnisvolle Frau
      interessiert sich für dich.

Sie schiebt eine Karte nach vorn.

               WAHRSAGERIN (CONT'D)

      Ihr werdet hemmungslosen Sex haben.

                       MANN

      Wer ist die Frau?

Sie lächelt ihn an und deckt eine Karte mit ihrem
Bild auf.

                    WAHRSAGERIN

      Die Frau bin ich …
```

Die Szene zeigt den Schluss. Zuvor kann die Wahrsagerin in ihren Karten noch genau erkennen, was die ‚geheimnisvolle Frau' alles mit ihm vorhat. Detaillierte Beschreibungen machen SIE und IHN für alles, was danach kommt, besonders heiß!

Scriptänderungen und –erweiterungen je nach persönlichem Geschmack!

Rollenspiel Nr. 11 - **Script wichtig (für IHN)**

Die Ordensschwester

HANDLUNG

Eine Ordensschwester (sexy Outfit) unterhält sich während eine Zwischenstopps auf dem Weg ins Kloster mit einem fremden Mann. Er will sie überzeugen, dass es bessere Möglichkeiten gibt, als sein Leben im Zölibat zu leben. Gern wird er ihr eine entsprechende Kostprobe geben.

LOCATION

Wohnung

KOSTÜME

Mann: Hemd, Hose, Jacke

Frau: Kostüm ‚Nonne' (sexy)

TIPPS

Dieses Rollenspiel sollte auf den häuslichen Bereich beschränkt bleiben, um nicht andere Menschen in ihrem Glauben zu belästigen.

SZENENSTARTER

Der folgende Script-Ausschnitt kann als Grundlage für ein eigenes Script dienen. Wir starten mitten in der Szene:

Mann und Nonne sitzen nebeneinander auf einer Bank und warten auf den Zug. Das Gespräch ist bereits im Gange.

MANN

Woher wollen Sie wissen, dass Ihr göttlicher Körper nicht doch für den Sex geschaffen wurde, wenn Sie es nicht ausprobieren?

Sie blickt verlegen nach unten.

ORDENSSCHWESTER

Daran habe ich auch schon gedacht. Aber mein Zölibat beginnt bereits morgen im Kloster. Ich habe gar keine Zeit mehr, um etwas auszuprobieren …

MANN

Also, wenn es Ihnen helfen würde, könnte ich Ihnen hier gern behilflich sein. Was genau interessiert Sie denn besonders am Sex?

Besonders gut funktioniert dieses Rollenspiel, wenn die Ordensschwester einerseits interessiert, aber andererseits auch schüchtern daherkommt. Die anfänglichen verbalen Beschreibungen des Mannes können dann sehr schnell in einer praktischen Umsetzung enden. Im Endeffekt wird auch diese Ordensschwester bekehrt werden.

Scriptänderungen und –erweiterungen je nach persönlichem Geschmack!

Rollenspiel Nr. 12 - **Script nicht zwingend**

Die Chefsekretärin

HANDLUNG

Die Chefsekretärin wird zu ihrem Vorgesetzten ins Büro gerufen. Während sie ihm die Akten reicht, gewährt sie einen tiefen Einblick in ihr Dekolleté, wenn sie etwas vom Boden aufhebt blitzt ihr Slip hervor, etc. ...

LOCATION

Wohnung, Arbeitszimmer

KOSTÜME

Vorgesetzter: Hemd, Hose, Krawatte, Sakko

Sekretärin: Minikleid, High-Heels, Brille

TIPPS

Bei diesem Rollenspiel benötigen wir nicht viel echte Handlung. Mit einem guten Outfit wird der Chef sehr schnell den Reizen seiner Sekretärin verfallen (die sich natürlich zunächst empört ziert).

SZENENSTARTER

Der folgende Script-Ausschnitt kann als Grundlage für ein eigenes Script dienen. Wir starten mitten in der Szene:

Die Sekretärin bringt einen Stapel Papiere zum Chef. Sie legt die Papiere auf seinem Schreibtisch ab. Dabei fallen einige Blätter zu Boden.

SEKRETÄRIN

Ooops! *(Der Klassiker unter den Äußerungen)*

Sie dreht sich um, so dass der Chef sie von hinten sieht. Dann bückt sie sich und ihr bereits sehr kurzer Rock rutscht noch etwas höher. Der Chef riskiert einen Blick.

SEKRETÄRIN (CONT'D)

Wie ungeschickt von mir.

Sie dreht sich wieder zum Chef um und reicht ihm das aufgehobene Blatt, indem sie sich besonders weit zu ihm herüberbeugt und einen Einblick in das Dekolleté erlaubt.

CHEF

Monica, habe ich Ihnen eigentlich schon gesagt, dass heute noch Überstunden anliegen? …

Andere Möglichkeiten, die in diesem Rollenspiel möglichen Einblicke zu erhalten, sind: Akten von oben herunter holen (Leiter), oder in der untersten Schublade nach Dingen suchen (dabei stehen und vorbeugen)!

Scriptänderungen und –erweiterungen je nach persönlichem Geschmack!

Rollenspiel Nr. 13 - **Script nicht zwingend**

Der Klempner

HANDLUNG

Die gelangweilte und unbefriedigte Ehefrau erwartet den jungen, heißen Klempner, der die Spüle reparieren soll. Während er auf dem Boden im Spülenschrank liegt, nimmt sie ihre Chance wahr und verführt ihn.

LOCATION

Küche

KOSTÜME

Klempner: Blaumann, kariertes Hemd, Schraubenschlüssel

Frau: Kurzes Tageskleid (offenherzig getragen)

TIPPS

Lass zu, dass dich deine Frau einmal betrügt – mit DIR als Klempner oder sonstigem Handwerker. Jede handwerkliche Tätigkeit, bei der der Handwerker von Beginn an liegen muss, ist natürlich optimal.

SZENENSTARTER

Der folgende Script-Ausschnitt kann als Grundlage für ein eigenes Script dienen. Wir starten mitten in der Szene:

Der Klempner liegt bereits auf dem Rücken halb in der Spüle. Die Hausfrau steht direkt neben ihm.

KLEMPNER

Das sieht nach einer ernsthaften Angelegenheit aus. Ich sag's wie es ist: Das wird nicht billig!

Die Hausfrau kommt noch etwas näher und steht nun praktisch über ihm.

HAUSFRAU

Das kann ich jetzt aber gar nicht brauchen. Gibt es denn da keine andere Möglichkeit? Vielleicht ein kleines privates Arrangement?

KLEMPNER

Na ja … da gäbe es schon eine andere Abrechnungsmöglichkeit. Ich glaube aber kaum, dass Ihr Mann damit einverstanden sein würde …

Wenn der Klempner sich für weitergehende Verhandlungen aufsetzt, befindet er sich praktisch direkt vor der Hausfrau, die ihm leicht signalisieren kann, dass sie mit seiner neuen Art der Abrechnung einverstanden ist …

Hauptsache, der Mann kommt nicht zu früh nach Hause!

Scriptänderungen und –erweiterungen je nach persönlichem Geschmack!

Rollenspiel Nr. 14 - **Script nicht zwingend | Rollenumkehr möglich**

Der Taxifahrer

HANDLUNG

Die Frau lässt sich vom Taxi zu einer abgelegenen Stelle fahren. Dort angekommen muss sie feststellen, dass sie ihr Portemonnaie zu Hause vergessen hat. Der Taxifahrer weigert sich strikt, auch nur noch einen Meter weiter zu fahren. Da bleibt nur noch eine Art der Bezahlung ...

LOCATION

Auto (4-Türer), abgelegener Parkplatz, Waldweg, etc.

KOSTÜME

Taxifahrer: Jeans, Hemd

Frau: Minikleid, Handtasche (ohne Geldbörse!)

TIPPS

Auch hier, wie bei allen öffentlichen Rollenspielen den §183a (*Öffentliches Ärgernis*) im Kopf behalten! Übrigens: Im Taxi fährt die Frau hinten mit. Für die ‚Bezahlung' kann der Taxifahrer dann zu ihr kommen.

SZENENSTARTER

Der folgende Script-Ausschnitt kann als Grundlage für ein eigenes Script dienen. Wir starten mitten in der Szene:

```
Das Taxi steht auf dem Parkplatz. Die Problematik
des fehlenden Geldes ist bereits bekannt.

                    TAXIFAHRER

     Nein, ich fahre Sie auch nicht mehr zurück.
     Wer sagt mir denn, dass ich dann mein Geld
     bekomme?

                    FAHRGAST

     Ich verspreche es. Sie können mich doch hier
     nicht einfach in der Wildnis stehen lassen.

                    TAXIFAHRER

     Ich mach dir einen Vorschlag. Du gibst mir
     einen Blowjob - hier und jetzt - und wir
     sind quitt. Für eine Rückfahrt muss aber
     noch mehr drin sein.

                    FAHRGAST

     Ist das Ihr Ernst?

Der Taxifahrer grinst breit und nickt …
```

In dieser Art geht es noch ein wenig hin und her. Die sexuellen Gefälligkeiten können genauestens ausgehandelt und mit Fahrtstrecken bezahlt werden. Variante: Er fährt sie nach Hause und die Bezahlung erfolgt erst im Nachhinein im Schlafzimmer.

Scriptänderungen und –erweiterungen je nach persönlichem Geschmack!

Rollenspiel Nr. 15 - **Script sehr wichtig (für IHN) | Rollenumkehr möglich**

Das Porno-Casting

HANDLUNG

Die Frau möchte bei einem Porno mitmachen und muss dazu natürlich erst einmal gecastet werden. Zunächst gibt es ein ‚Interview', in dem der Besitzer der Casting-Agentur alles genau beschreibt. Dann geht es an die Casting-Couch. Kann SIE alle geforderten Qualitäten mitbringen und den Regieanweisungen Folge leisten?

LOCATION

Wohnung, Arbeitszimmer oder Wohnzimmer

KOSTÜME

Casting-Agent: Hemd, Hose, Krawatte, Sakko

Porno-Starlet: Minikleid, High-Heels

TIPPS

Optimal läuft das Casting ab, wenn zusätzlich zum Interview noch ein Fragebogen ausgefüllt werden muss und Probeaufnahmen beim Sex gemacht werden.

SZENENSTARTER

Der folgende Script-Ausschnitt kann als Grundlage für ein eigenes Script dienen. Wir starten mitten in der Szene:

Das erste Interview (Alter, Größe, Hobbies, etc.) ist gelaufen. Jetzt geht es an den praktischen Teil.

CASTING-AGENT

Sehr gut. Das klingt ja alles schon prima. Jetzt müssen wir nur noch sehen, ob du auf Regieanweisungen richtig reagieren kannst.

PORNO-STARLET

Und das heißt?

CASTING-AGENT

Das bedeutet, dass ich jetzt meine Kamera nehme und ein paar Bilder von dir mache …

PORNO-STARLET

Das ist alles?

CASTING-AGENT

… lass mich ausreden. … wie du mir zunächst erst einmal einen Blowjob gibst. Und dann geht es erst richtig los.

Bei dem Casting-Rollenspiel muss der Casting-Agent stets die Führung behalten. Er gibt die Anweisungen, die das Starlet zu befolgen hat, wenn sie einen Vertrag bekommen möchte. Widerworte oder falsche Ausführungen fallen sofort negativ auf!

Scriptänderungen und –erweiterungen je nach persönlichem Geschmack!

Rollenspiel Nr. 16 - **Script nicht zwingend**

Das Foto-Shooting

HANDLUNG

Welche Frau träumt nicht davon, einmal in einem professionellen Fotoshooting der Star zu sein. Was auch vom Fotografen gefordert wird, man muss es tun, sonst verliert man am Ende noch den Model-Vertrag.

LOCATION

Fotostudio (z.B. Garage, Kellerraum oder Wohnzimmer)

KOSTÜME

Fotograf: Offenes Hemd, Jeans, barfuß, Digitalkamera

Model: Minikleid, High-Heels (oder themenbezogenes Outfit)

TIPPS

Rollenspiel oder nicht: Bei entsprechender Vorbereitung fallen sehr wahrscheinlich einige hübsche Fotos an. Oft finden beide Partner an dem Erstellen von Fotos Gefallen und ein neues Hobby ist möglicherweise geboren!

SZENENSTARTER

Der folgende Script-Ausschnitt kann als Grundlage für ein eigenes Script dienen. Wir starten mitten in der Szene:

Das Model steht im Mini im Studio. Die ‚harmlosen' Aufnahmen wurden bereits gemacht und der Fotograf gibt weitere Anweisungen.

FOTOGRAF

Dreh dich um und sieh über deine rechte Schulter. Dann beug dich vor.

MODEL

So richtig?

FOTOGRAF

Noch weiter runterbeugen … noch ein Stückchen … perfekt … so bleiben.

Der Fotograf macht Aufnahmen und kommt immer näher. Es wird klar, dass er sogenannte Upskirt-Fotos macht.

MODEL

Hey. Was wird das denn?

Dies ist erst der Start für weitergehende Bilder, die immer anzüglicher werden. Schließlich gibt es noch viel auszuziehen und aufzunehmen. Das Model sollte sich immer erst ein wenig zieren und vom Fotografen überzeugt werden. Dies kann bis zur Akt- oder Pornofotografie so weitergehen. Übrigens: Auch ein Fotograf kann etwas ablegen, wenn es im Studio zu heiß wird …

Scriptänderungen und –erweiterungen je nach persönlichem Geschmack!

Rollenspiel Nr. 17 - **Script empfohlen (für SIE)**

Freund der Tochter

HANDLUNG

Der Mann ist der Freund der Tochter, die noch bei der Mutter wohnt. Er kommt, um sie zu einer Verabredung abzuholen. Durch ein Missverständnis ist die Tochter bereits außer Haus. Die Mutter macht sich an den Freund der Tochter heran und vernascht ihn.

LOCATION

Wohnung, Wohnzimmer

KOSTÜME

Freund der Tochter: Jeans, Sweatshirt, Basecap

Mutter: Kleid, figurbetont, mittellang mit Dekolleté

TIPPS

Hier wird das Thema der MILF (*Mom I'd like to Fuck*) zelebriert. Entsprechend sollte die Frau sich auch verhalten. Der Freund der Tochter ist zunächst abweisend und überrascht, will dann aber auf die Chance nicht verzichten.

SZENENSTARTER

Der folgende Script-Ausschnitt kann als Grundlage für ein eigenes Script dienen. Wir starten mitten in der Szene:

Die Mutter und der Freund der Tochter sitzen zusammen auf dem Sofa.

MUTTER

Janine hat mir schon so viel von dir erzählt.

FREUND

Ach, was denn zum Beispiel?

MUTTER

Dass du Fußball spielst, Motorrad fährst und … ach ja, dass du sehr gut im Bett bist.

FREUND

Bitte? Das hat Janine nicht gesagt!

MUTTER

Gesagt oder nicht gesagt. Ich würde mir davon gern selbst ein Bild machen.

Die Mutter rückt näher und beginnt den Freund am Oberschenkel zu streicheln.

Nach anfänglichem Zögern ist der Freund nur allzu gern bereit, sich auf ein Abenteuer mit der Mutter seiner Freundin einzulassen. Sie hat ihn dabei vollkommen in der Hand, wenn sie damit droht, die Affäre der Tochter zu ‚beichten'.

Scriptänderungen und –erweiterungen je nach persönlichem Geschmack!

Rollenspiel Nr. 18 - **Script empfohlen**

Die Babysitterin

HANDLUNG

Die Frau ist als Babysitterin engagiert worden. Der Vater kommt abends nach Hause. Seine Frau ist noch nicht da. Das Kind schläft bereits und er kontrolliert die versteckt aufgenommene Videoaufzeichnung.

LOCATION

Wohnung, Wohnzimmer

KOSTÜME

Mann: Hemd, Hose, Krawatte, Sakko

Babysitterin: Hot Pants, Tank-Top, Sportschuhe

TIPPS

Bei der Überprüfung des Videos kommt heraus, dass sie die Wohnung durchstöbert hat / Geld entwendet hat / sich einen Porno aus seiner Sammlung angesehen hat / masturbiert hat / Essen gestohlen hat / etc. ... Die Liste möglicher Verfehlungen ist sehr lang.

SZENENSTARTER

Der folgende Script-Ausschnitt kann als Grundlage für ein eigenes Script dienen. Wir starten mitten in der Szene:

Der Vater kommt mit einer kleinen Videokamera zur Babysitterin. Der Bildschirm ist ausgeklappt.

VATER

Kannst du mir mal sagen, was das hier zu bedeuten hat? Du masturbierst hier, während du auf den Kleinen aufpassen sollst?

BABYSITTER

Der Kleine schlief da doch schon lange. Und außerdem …

VATER

Und was außerdem?

BABYSITTER

Und außerdem habe ich dabei an Sie gedacht!

VATER

Du hast was?

Die Babysitterin betrachtet zusammen mit dem Vater den Clip und legt ihre Hand in seinen Schritt …

Neben der gezeigten Verfehlung können vorher auch noch andere Verfehlungen (siehe Tipps) abgehandelt werden. So könnte sie sich auch für einen Diebstahl mit einer kleinen sexuellen Gefälligkeit entschuldigen.

Scriptänderungen und –erweiterungen je nach persönlichem Geschmack!

Rollenspiel Nr. 19 - **Script nicht zwingend**

Die Pokermeisterschaft

HANDLUNG

Mann und Frau sind die letzten verbliebenen Teilnehmer an der hochdotierten Pokerrunde. Das Geld geht bei einem der Spieler zur Neige und er/sie kann nur noch Kleidungsstücke einsetzen (Strip-Poker). Wird das Spiel verloren, muss das eingesetzte Kleidungsstück abgelegt werden. Je intimer das Kleidungsstück, desto höher ist der Einsatz.

LOCATION

Wohnung

KOSTÜME

Mann: normale Bekleidung incl. Unterwäsche

Frau: Minikleid, erotische Unterwäsche, Strümpfe

TIPPS

Poker-Regeln sind sehr leicht zu erlernen. Die komplette Ausstattung steht dann bereits mit einem Kartenspiel und ein paar Chips zur Verfügung.

SZENENSTARTER

Der folgende Script-Ausschnitt kann als Grundlage für ein eigenes Script dienen. Wir starten mitten in der Szene:

Die Frau hat gerade ihr letztes Geld eingesetzt und verloren. Sie möchte aber noch nicht aufgeben.

FRAU

Was ist es Ihnen wert, wenn ich als Einsatz meine Bluse einsetze?

MANN

Das ist mir 10 Chips wert.

FRAU

So wenig?

MANN

30 Chips, wenn Sie den BH gleich mit einsetzen.

FRAU

Ok.

Die Frau zieht Bluse und BH aus und legt sie als Einsatz auf den Tisch. Das Spiel geht weiter.

Der ‚Wert' einzelner Kleidungsstücke ist reine Verhandlungssache. Gewinnt die Frau das Spiel, kann sie sich die eingesetzten Kleidungsstücke wieder anziehen. Mehr als ein Rollenspiel wird es, wenn tatsächlich die Poker-Regeln beachtet werden. Das Glück wechselt schnell ...

Scriptänderungen und –erweiterungen je nach persönlichem Geschmack!

Rollenspiel Nr. 20 - **Script nicht zwingend**

Hure und Freier

HANDLUNG

ER trifft SIE und möchte Sex haben. Soweit ist alles klar. Aber jetzt geht es ans Verhandeln. Welche Praktiken werden zu welchem Preis angeboten – und ist ER bereit, soviel auszugeben?

LOCATION

Vor dem Haus, später im Schlafzimmer, oder direkt im Auto.

KOSTÜME

Freier: Hemd, Hose, Krawatte, Sakko

Hure: Minikleid, High-Heels, kleine Handtasche

TIPPS

Richtig gut wird dieses Rollenspiel erst, wenn es tatsächlich draußen beginnt. Eine Verhandlung am Autofenster ist realistisch und bei einer Einigung kann SIE gleich einsteigen. Das funktioniert auch, wenn das Auto in der eigenen Garageneinfahrt oder der Garage steht ...

SZENENSTARTER

Der folgende Script-Ausschnitt kann als Grundlage für ein eigenes Script dienen. Wir starten mitten in der Szene:

```
Das Auto hält neben der Prostituierten. Das
Beifahrerfenster wird heruntergefahren und SIE
beugt sich hinein.

                    HURE

      Hi Süßer. Na, Lust auf ein bisschen Party?

                   FREIER

      Kommt darauf an. Was kostet mich denn die
      Party?

                    HURE

      Französisch 50, Normal 100, ganze Nacht 500.
      Sonderwünsche gehen extra.

                   FREIER

      WOW. Ganz schön happig. Ist küssen dabei?

                    HURE

      Überall, nur nicht auf den Mund. Das ist
      extra.

                   FREIER

      Steig ein.
```

Preise und Service richten sich natürlich nach dem persönlichen Geschmack. Ob die ‚Party' dann im Auto oder im heimischen ‚Hotel' steigt, ist für das Rollenspiel egal.

Scriptänderungen und –erweiterungen je nach persönlichem Geschmack!

Rollenspiel Nr. 21 - **Script nicht zwingend | Rollenumkehr möglich**

Die Masseuse

HANDLUNG

Der Mann liegt auf dem Rücken auf einer Massageliege. Er ist nackt, jedoch mit einem Handtuch bedeckt. Sie ist eine Masseuse, die ihn mit Massageöl zunächst an den ‚unproblematischen' Stellen einreibt und massiert. Schließlich arbeitet sie sich auch unter das Handtuch vor.

LOCATION

Wohnung, Massageliege (ggf. Bett – Vorsicht mit dem Öl)

KOSTÜME

Mann: entfällt (Handtuch)

Masseuse: Minikleid, keine Unterwäsche, Flip-Flops

TIPPS

Eine Massage kann auch von einer Masseuse aus dem fernen Osten durchgeführt werden. Ein bestimmter Dialekt oder Tonfall können dabei ganz reizvoll sein, sind aber nicht zwingend.

SZENENSTARTER

Der folgende Script-Ausschnitt kann als Grundlage für ein eigenes Script dienen. Wir starten mitten in der Szene:

```
Wir befinden uns mitten bei der Massage. Die
Masseuse steht neben dem Mann und massiert ihn.

                    MASSEUSE

      Sie sind ja unglaublich verspannt. Was
      machen Sie denn beruflich?

                      MANN

      Ich bin Manager. Ich sitze den ganzen Tag
      vor dem Computer oder in Meetings.

                    MASSEUSE

      Das kann ich fühlen. Da müssen wir einige
      harte Knoten wegbekommen.

                      MANN

      Na dann passen Sie mal auf, dass Sie mir
      nicht noch einen anderen harten ‚Knoten'
      anmassieren …

               MASSEUSE (entrüstet)

      Was glauben Sie eigentlich, wo Sie hier
      sind?
```

Die Massage kann, neben dem Rollenspiel, auch viel für die Zweisamkeit bringen. Der intensive und andauernde körperliche Kontakt fördert die Partnerschaft. Je länger der Massageteil hingezogen wird, desto größer wird die Vorfreude auf das Kommende.

Scriptänderungen und –erweiterungen je nach persönlichem Geschmack!

Rollenspiel Nr. 22 - **Script zwingend**

Der Außerirdische

HANDLUNG

Ein Außerirdischer dringt bei einer alleinstehenden Frau ein. Er ist das erste Mal auf der Erde und hat keine Ahnung von der menschlichen Fortpflanzung. Die Frau ist dem gutaussehenden Außerirdischen gern bei der Unterrichtung behilflich.

LOCATION

Wohnung, beliebig

KOSTÜME

Alien: Glanz-Overall, Antennen am Kopf, Dildo als Waffe

Frau: Minikleid

TIPPS

Der Außerirdische spricht natürlich unsere Sprache, ist aber ansonsten mehr als unbeholfen, was die Zweisamkeit angeht. Es zeigt sich im Laufe des Rollenspiels, dass er sehr lernfähig ist.

SZENENSTARTER

Der folgende Script-Ausschnitt kann als Grundlage für ein eigenes Script dienen. Wir starten mitten in der Szene:

```
Der Außerirdische steht neben der Frau, die in einem
Sessel sitzt.

                        FRAU

     Du willst also wissen, wie sich die Menschen
     fortpflanzen?

                   AUSSERIRDISCHER

     Das ist korrekt.

                        FRAU

     Ok. Also. Bei uns gibt es Mann und Frau. Wir
     sind unterschiedlich.

                   AUSSERIRDISCHER

     Worin besteht der Unterschied?

                        FRAU

     Da gibt es eine Menge von Unterschieden.
     Der, auf den es bei der Fortpflanzung
     ankommt, befindet sich zwischen den Beinen.
```

Erklärungen der Frau werden stets vom Außerirdischen angezweifelt oder zumindest mit großem Staunen aufgenommen. Selbstverständlich können komplexe anatomische Studien helfen, die Erklärungen besser zu verstehen und auch der praktische Teil sollte nicht zu kurz kommen ...

Scriptänderungen und –erweiterungen je nach persönlichem Geschmack!

Rollenspiel Nr. 23 - **Script nicht zwingend | Rollenumkehr möglich**

Der Kaufhausdetektiv

HANDLUNG

Eine Diebin wird vom Kaufhausdetektiv in flagranti erwischt. Üblicherweise muss die Polizei sofort eingeschaltet werden. Der Diebin gelingt es jedoch, den Detektiv umzustimmen. Jetzt aber schnell, bevor der Filialleiter ins Büro kommt.

LOCATION

Arbeitszimmer

KOSTÜME

Detektiv: Jeans, Hemd, Lederjacke

Diebin: Jeans, Bluse, High-Heels

TIPPS

Erweitert werden kann diese Szene dadurch, dass die Diebin erst durch eine Leibesvisitation überführt werden kann. Nicht vergessen: Vorab sollten wir Diebesgut in der Hosentasche verstecken (damit der Detektiv auch etwas finden kann).

SZENENSTARTER

Der folgende Script-Ausschnitt kann als Grundlage für ein eigenes Script dienen. Wir starten mitten in der Szene:

```
Der Detektiv und die Diebin sitzen an einem Tisch,
wo er ihre Personalien aufnehmen will.

                         DETEKTIV

      Also Make-up geklaut und noch dazu keinen
      Ausweis dabei?

                         DIEBIN

      Meine Schminksachen sind komplett alle und
      ich muss heute Abend zu einer wirklich
      wichtigen Feier.

                         DETEKTIV

      Sie sind eben gerade doch geschminkt. Sie
      lügen mich doch an. Ich rufe jetzt die
      Polizei.

                         DIEBIN

      Bitte nicht die Polizei. Ich möchte Ihnen
      erst noch etwas zeigen.

Ohne zu zögern zieht sie ihre Bluse hoch und zeigt
dem Detektiv ihre Brüste.
```

Von hier aus kann es auf verschiedene Weisen weitergehen. Geht der Detektiv sofort auf die Avancen ein, oder muss die Diebin erst noch deutlicher werden? Vielleicht gibt er auch erst dann nach, wenn sie Hand anlegt?

Scriptänderungen und –erweiterungen je nach persönlichem Geschmack!

Rollenspiel Nr. 24 - **Script empfohlen | Rollenumkehr möglich**

Die Hausbesichtigung

HANDLUNG

Einer Interessentin wird ein Haus zur Besichtigung gezeigt. Die Räume werden abgegangen, aber die Frau kann sich nicht so recht für das Objekt erwärmen, umso mehr jedoch für den feschen Makler. Schließlich wird das Schlafzimmer besichtigt und auch gleich ausprobiert.

LOCATION

Haus, Wohnung, Schlafzimmer

KOSTÜME

Makler: Anzug

Interessentin: Gutes Kostüm mit Bein und Dekolleté

TIPPS

Ein Klemmbrett mit den wichtigsten Daten des Hauses und Informationen zu Elektrik, Heizung, etc. macht die Besichtigung realistischer.

SZENENSTARTER

Der folgende Script-Ausschnitt kann als Grundlage für ein eigenes Script dienen. Wir starten mitten in der Szene:

```
Die ersten Räume wurden bereits besichtigt.

                        MAKLER

      Oben kommen wir jetzt zu den Schlafzimmern.
      Auch hier kann die gesamte Inneneinrichtung
      mit übernommen werden. Bitte beachten Sie
      die hervorragende Ausstattung.

Sie betreten das Elternschlafzimmer. Sie sieht sich
um und ihr Blick bleibt am großen Himmelbett hängen.

                     INTERESSENTIN

      Oh … das Bett sieht ja wirklich ziemlich
      stabil aus.

                        MAKLER

      Oh sicher, das ist es auch.

                     INTERESSENTIN

      Tut mir leid, aber die Aussage allein reicht
      mir nicht. Ich habe da ganz eigene
      Anforderungen an ein Bett. Das müssten wir
      schon einmal richtig testen …
```

Natürlich möchte der Makler das Objekt verkaufen. Und wenn der einzige Weg darüber führt, der Interessentin einen Proberitt im Bett zu ermöglichen, dann soll es eben so sein. Wer weiß vorher schon, was sie sich unter ‚Anforderungen' genau vorstellt …

Scriptänderungen und –erweiterungen je nach persönlichem Geschmack!

Rollenspiel Nr. 25 - **Script nicht notwendig | Rollenumkehr möglich**

Der Wahnsinnige

HANDLUNG

Ein Wahnsinniger ist bei einer Frau eingedrungen und zwingt sie, Bekannte anzurufen, während er sich an ihr zu schaffen macht. Wie lange wird sie durchhalten, ohne das Gespräch abzubrechen?

LOCATION

Haus, Wohnung, Couch

KOSTÜME

Wahnsinniger: Jeans, Hemd

Frau: Kleid (vorn zu öffnen), kein BH, kleiner Slip

TIPPS

Wichtig bei diesem Rollenspiel, das einen echten Anruf enthält, die Verabredung eines Codeworts, bei dem der Wahnsinnige weiß, dass es ein Problem gibt. Rollenspieler haben dieses Szenario bis zum Sch(l)uss durchgespielt, ohne dass der Telefonpartner etwas bemerkt hätte.

SZENENSTARTER

Der folgende Script-Ausschnitt kann als Grundlage für ein eigenes Script dienen. Wir starten mitten in der Szene:

Der Wahnsinnige hat aus dem privaten Telefonverzeichnis eine beliebige Nummer herausgesucht und gewählt. Jetzt gibt er das Telefon an die Frau.

WAHNSINNIGER

Hier … und jetzt sprich. Wenn das andere Ende etwas merkt, bist du dran!

FRAU

Hallo? Oh, hallo Mutter. Ich wollte mich einfach nur einmal melden. Wie geht es dir?

Sobald das Gespräch läuft, beginnt der Wahnsinnige, der Frau die Bluse zu öffnen und sie zu begrapschen. Während eine Hand die Brust sanft umspielt, gleitet die andere Hand zwischen ihre Beine. Schnell ist der Slip beiseite geschoben …

Sobald die Stimme der Frau es sich anmerken lässt, greift der Wahnsinnige wieder ein.

WAHNSINNIGER (flüsternd)

Denk daran … dein Telefonpartner darf nichts merken. Und jetzt fass mich mit deiner freien Hand an!

Das ist ein Rollenspiel mit dem gewissen ‚Etwas'. Es ist besonders geeignet für Fortgeschrittene, die ihren Partner in Rollenspielsituationen bereits einzuschätzen gelernt haben.

Scriptänderungen und –erweiterungen je nach persönlichem Geschmack!

Rollenspiel Nr. 26 - **Script empfohlen**

Domina und Kunde

HANDLUNG

Ein Mann besucht zum ersten Mal eine Domina und erklärt ihr, dass er sich wünscht, unterworfen zu werden. Natürlich kann ihm die Domina diesen Wunsch erfüllen!

LOCATION

Schlafzimmer oder ‚Kellergewölbe'

KOSTÜME

Mann: Zunächst Anzug, später Shorts

Domina: Schwarzes Latex (alternativ schwarze Kleidung)

TIPPS

Codewort nicht vergessen. Ein paar Handschellen, eine Peitsche und eine lange Feder und schon kann es losgehen. Echte Handschellen aus dem Army-Shop sind Erotik-Handschellen vorzuziehen, da sie weniger Probleme beim Öffnen machen. Und wir wollen doch keinen Schlüsseldienst bemühen müssen, wenn alles vorbei ist …

SZENENSTARTER

Der folgende Script-Ausschnitt kann als Grundlage für ein eigenes Script dienen. Wir starten mitten in der Szene:

```
Domina und Mann treffen sich das erste Mal.

                        MANN

      Tja, ich weiß nicht so genau, wie das jetzt
      hier so weitergeht. Vielleicht kannst du ja
      etwas dazu sagen!

                       DOMINA

      Was fällt dir eigentlich ein, mich
      anzusprechen, du Wurm! Du hast nur etwas zu
      sagen, wenn du gefragt wirst. Und wenn du
      antwortest, hast du mich mit ‚Sie‘ und
      ‚Herrin‘ anzusprechen.

                        MANN

      Oh, tut mir leid. Das wusste ich nicht.

                       DOMINA

      Zuhören ist wohl nicht deine Stärke …

Jetzt wird es Zeit, das erste Mal die Peitsche
einzusetzen, da der Mann sich ohne ‚Herrin‘ und noch
dazu ungefragt geäußert hat.
```

In diesem Rollenspiel geht es etwas härter zu. Das vorherige Vereinbaren eines Codeworts ist unumgänglich. Schläge mit dem ‚Paddle‘ dienen natürlich nicht dem Verletzen (!), sondern sollen nur eine Sensibilisierung auslösen – einen kleinen Stich, der das Gesagte unterstützt.

Scriptänderungen und –erweiterungen je nach persönlichem Geschmack!

Rollenspiel Nr. 27 - **Script empfohlen**

Sportlerin und Trainer

HANDLUNG

Eine Sportlerin (Sportart festlegen) möchte vorankommen und engagiert einen eigenen Trainer. Dieser Trainer hat einige eigenwillige Trainingsmethoden ... Aber was tut man nicht alles, um erfolgreich zu werden.

LOCATION

Garten, Wohnzimmer

KOSTÜME

Trainer: Trainingsanzug

Sportlerin: Shorts, Tank-Top, Sportschuhe

TIPPS

Ein Trainer packt auch mal zu, um einer Sportlerin bestimmte Stellungen genauer zu demonstrieren ...

Je nach Sportart können auch entsprechende Gegenstände mit in das Rollenspiel einbezogen werden.

SZENENSTARTER

Der folgende Script-Ausschnitt kann als Grundlage für ein eigenes Script dienen. Wir starten mitten in der Szene:

Die Frau ist eine Gymnastin. Ihr Trainer ist mit ihrer Beweglichkeit auf der Matte unzufrieden.

TRAINER

Tanja, du must beweglicher werden. Deine Übungen wirken, als hättest du einen Stock verschluckt.

TANJA

Ich mache doch alle Übungen. Mehr geht einfach nicht.

TRAINER

Nun, es gibt noch eine ganze Palette an Spezialübungen zur Dehnung. Leg dich einmal auf den Rücken.

Der Trainer kniet sich zwischen ihre Beine und hebt sie so weit an, bis sie hinter ihrem Kopf liegen. Er berührt sie und sie spürt seine Erektion.

TANJA

Aber Trainer, was ist das denn für eine Übung …

Je nach gewählter Sportart und Gelenkigkeit können natürlich auch andere Stellungen als ‚Übung' gewählt werden. Entscheidend ist dabei, dass es zu einem körperlichen Kontakt zwischen Trainer und Sportlerin kommt.

Scriptänderungen und –erweiterungen je nach persönlichem Geschmack!

Rollenspiel Nr. 28 - **Script empfohlen**

Der Rockstar

HANDLUNG

Nach einem Konzert schleicht sich ein Groupie in den Backstage-Bereich. Wie alle ‚typischen' Rockstars, ist auch dieser nicht abgeneigt, alles zu vögeln, was einen Schatten wirft.

LOCATION

Wohnzimmer

KOSTÜME

Rockstar: Bühnenkleidung (oder bereits Bademantel)

Groupie: Minikleid

TIPPS

Bei diesem Rollenspiel geht es naturgemäß schnell zur Sache. Sind Musikinstrumente im Haus vorhanden, können sie zum Szenenbild beitragen.

SZENENSTARTER

Der folgende Script-Ausschnitt kann als Grundlage für ein eigenes Script dienen. Wir starten mitten in der Szene:

Das Groupie hat sich Backstage an der Security vorbeigeschlichen und steht nun vor der Garderobe des angehimmelten Rockstars. Sie öffnet vorsichtig die Tür einen Spalt und blickt hinein. Der Star sitzt beim Abschminken vor einem Spiegel und kann sehen, dass sich die Tür öffnet.

ROCKSTAR

Hey, wer ist da?

Erschrocken zieht das Groupie die Tür wieder ein Stück zu.

ROCKSTAR (CONT'D)

Hey, komm rein. Ich beiße nicht.

Sie öffnet die Tür und tritt ein.

ROCKSTAR (CONT'D)

Wer bist du?

GROUPIE

Ich bin dein größter Fan. Bitte schick mich nicht weg …

Natürlich schickt er sie nicht weg. Im Gegenteil. Es kommt schnell ein kurzes Gespräch in Gang, das mit Sex endet.

Scriptänderungen und –erweiterungen je nach persönlichem Geschmack!

Rollenspiel Nr. 29 - **Script empfohlen**

Postbote und Hausfrau

HANDLUNG

Der Postbote kommt heute sehr viel früher als gewohnt. Die Hausfrau öffnet noch im Negligé und versucht ihre Blöße so gut es geht zu verbergen. Aber schließlich muss sie ja noch die Post annehmen, das Einschreiben unterschreiben und ... und ... und. Dann kann man ja auch gleich den Postboten auf einen kleinen Morgenfick hereinbitten.

LOCATION

Hausflur, Wohnzimmer

KOSTÜME

Postbote: Jeans, Jacke mit Post-Trompete

Frau: Negligé

TIPPS

Dieses Rollenspiel beginnt tatsächlich an der Haustür. Vielleicht sollte darauf geachtet werden, dass die Nachbarn nicht alles mitbekommen ...

SZENENSTARTER

Der folgende Script-Ausschnitt kann als Grundlage für ein eigenes Script dienen. Wir starten mitten in der Szene:

```
Der Postbote klingelt und kurz darauf macht die Frau
auf. Sie ist nur mit einem Negligé bekleidet. Er
steht vor ihr, blickt jedoch zunächst nur in seine
Posttasche.

                      POSTBOTE

      Guten Morgen Frau Jensen. Ich habe ein
      Einschreiben und ein Päckchen für Sie.

Er wühlt in der Tasche und blickt dann auf.

                 POSTBOTE (CONT'D)

      Wow! Ich meine, Entschuldigung.

Sie versucht ihre Blöße ein wenig zu bedecken.

                 POSTBOTE (CONT'D)

      Ich bräuchte hier dann Ihre Unterschrift.

Beim Unterschreiben öffnet sich das Negligé weiter.
Sie versucht es wieder zu schließen und lächelt ihn
dabei vielsagend an.

                 POSTBOTE (CONT'D)

      Machen Sie sich keine Umstände …
```

Schließlich bittet die Frau den Postboten hinein und nach ein paar zweideutigen Bemerkungen bietet sie ihm Sex an (*Sie haben mich ja eh schon halbnackt gesehen*).

Scriptänderungen und –erweiterungen je nach persönlichem Geschmack!

Rollenspiel Nr. 30 - **Script empfohlen**

Kleopatras Diener

HANDLUNG

Kleopatra sitzt hoheitsvoll in der halb gefüllten Badewanne. Ihr Diener hat die Aufgabe, sie von Kopf bis Fuß einzuseifen, zu waschen, später abzutrocknen und einzuölen. Letzteres geschieht, während sie steht. Was weiter passiert, bestimmt die Königin allein ...

LOCATION

Badezimmer

KOSTÜME

Kleopatra: entfällt (Kleopatra badet natürlich nackt)

Diener: Wickelrock und Shirt

TIPPS

Die besondere Atmosphäre im Bad kann durch mehrere Kerzen erzeugt werden. Und übrigens: Ein Diener darf Kleopatra natürlich nicht ungefragt ansprechen!

SZENENSTARTER

Der folgende Script-Ausschnitt kann als Grundlage für ein eigenes Script dienen. Wir starten mitten in der Szene:

Kleopatra sitzt hoheitsvoll in der knapp zur Hälfte gefüllten Badewanne. Der Diener steht schweigend daneben. Er blickt die Herrscherin nicht an.

KLEOPATRA

Er wäscht mir jetzt den Rücken.

Der Diener nimmt einen Schwamm und wäscht Kleopatra den Rücken.

KLEOPATRA (CONT'D)

Er muss mir jetzt die Beine waschen.

So geht es immer weiter. Ein Körperteil nach dem anderen kommt an die Reihe.

KLEOPATRA (CONT'D)

Das ist alles. Er darf mich jetzt abtrocknen.

Der Diener trocknet die jetzt vor der Wanne stehende Königin von oben bis unten ab.

KLEOPATRA (CONT'D)

Ach ja - und jetzt darf er mich ficken.

Ägyptische Herrscher hatten einen gottgleichen Status. Ein Auflehnen gegen die Wünsche des Herrschers hätte den sofortigen Tod bedeutet. Auch bei diesem Rollenspiel ist klar, wer hier das Sagen hat.

Scriptänderungen und –erweiterungen je nach persönlichem Geschmack!

Rollenspiel Nr. 31 - **Script Nicht zwingend | Rollenumkehr möglich**

Sex Coach

HANDLUNG

Eine Frau hat einen Sex-Coach engagiert, um in die ‚höhere' Kunst des Sex eingeführt zu werden. Er ist ein Profi und zeigt Ihr, wie eine Frau einen Mann richtig verwöhnen kann. Natürlich mit vielen praktischen Übungen.

LOCATION

Schlafzimmer, Wohnzimmer

KOSTÜME

Sex Coach: Trainingssachen

Frau: Trainingssachen

TIPPS

Dieses Rollenspiel bietet eine gute Möglichkeit, auf spielerische Weise bisher nicht geäußerte Wünsche und Fantasien einzubringen.

SZENENSTARTER

Der folgende Script-Ausschnitt kann als Grundlage für ein eigenes Script dienen. Wir starten mitten in der Szene:

Der Sex Coach sitzt in einem Sessel und die Frau steht vor ihm.

FRAU

Wie fangen wir denn am besten an?

SEX COACH

Wenn du einen Mann verführen willst, dann solltest du mit einem Blowjob starten.

Sie beugt sich zu ihm herunter und will die Trainingshose herunterziehen.

SEX COACH (CONT'D)

Halt, halt, halt. Erst einmal ganz langsam. Zuerst kommt die Hand zum Einsatz. Du willst doch schließlich erst einmal erfühlen, was auf dich zukommt …

Die Hose bleibt noch oben und die Frau geht nach Anweisung vor.

FRAU

Aber jetzt will er heraus …

Jede Handlung wird erst angefangen, wenn der Coach es sagt. Eigenständige Entscheidungen der Frau werden sofort unterbrochen und es wird die weitere Vorgehensweise erläutert.

Scriptänderungen und –erweiterungen je nach persönlichem Geschmack!

Rollenspiel Nr. 32 - **Script sinnvoll | Rollenumkehr möglich**

Schneider und Model

HANDLUNG

Ein Kleid soll für einen speziellen Anlass individuell gefertigt werden. Der Schneider kommt ins Haus, um Maß zu nehmen. Beim Maßnehmen muss sich das ‚Model' bis auf die Unterwäsche ausziehen. Es kommt zu ersten ‚ungewollten' Berührungen beim Anlegen des Maßbands ...

LOCATION

Wohnzimmer

KOSTÜME

Schneider: Hose, Hemd, Krawatte, Sakko

Frau: Zunächst Kleid, später Unterwäsche

TIPPS

Mit Maßband und Nadelkissen am Arm wird jeder Mann blitzschnell zum Schneider. Dann noch ein Block zum Eintragen der abgenommenen Maße und fertig.

SZENENSTARTER

Der folgende Script-Ausschnitt kann als Grundlage für ein eigenes Script dienen. Wir starten mitten in der Szene:

Die Frau steht erhöht (z.B. auf einem Hocker) und der Schneider hat die Möglichkeit, die Frau vollständig zu umrunden. Sie trägt ausschließlich Unterwäsche.

FRAU

Mir schwebt ein leichtes luftiges Sommerkleid vor.

SCHNEIDER

Dann wollen wir erst einmal Maß nehmen.

Er beginnt, zunächst die Taille und den Hüftumfang zu messen und die Daten in ein Blatt einzutragen. Jetzt folgen Brustumfang und die Beinlänge bis zum Schritt. Stets berührt er die Frau ein wenig intensiver und länger, als es eigentlich nötig wäre.

FRAU

Hey, da bin ich ein wenig empfindlich.

SCHNEIDER

Wo? Hier etwa? Oder hier?

Die anfangs eher zufälligen Berührungen werden intensiviert, während die Frau zunächst noch weiterhin auf ihrem Hocker stehen bleibt.

Scriptänderungen und –erweiterungen je nach persönlichem Geschmack!

Rollenspiel Nr. 33 - **Script nicht zwingend | Rollenumkehr möglich**

Der Einbrecher

HANDLUNG

Mitten in der Nacht wird SIE von Geräuschen geweckt. Sie geht in das Wohnzimmer und überrascht einen Einbrecher. Er wird zur Rede gestellt. Damit sie nicht die Polizei ruft, muss er ihr sexuell zu Diensten sein.

LOCATION

Schlafzimmer, Wohnzimmer

KOSTÜME

Einbrecher: Schwarze Hose und Pullover, Sturmhaube oder schwarze Strickmütze

Frau: Nachthemd, ggf. Bademantel

TIPPS

Für etwas mehr Schärfe kann die Frau mit einer Waffe versehen werden, um ihren Forderungen mehr Nachdruck zu verleihen.

SZENENSTARTER

Der folgende Script-Ausschnitt kann als Grundlage für ein eigenes Script dienen. Wir starten mitten in der Szene:

```
Die Frau betritt das Wohnzimmer, die Waffe im
Anschlag. Sie schaltet das Licht ein und überrascht
den Einbrecher.

                         FRAU

      Hände hoch!

Der Einbrecher hält inne und hebt die Hände.

                     FRAU (CONT'D)

      Bleiben Sie genau dort stehen. Und ich rufe
      jetzt die Polizei.

                       EINBRECHER

      Ach komm schon. Ich habe noch nichts
      geklaut. Das Fenster war offen. Ich habe
      also auch nichts kaputt gemacht. Das
      Verfahren würde doch einfach eingestellt
      werden. Da kannst du mich auch gleich laufen
      lassen.

                         FRAU

      Hm, das mag ja alles stimmen. Aber so einfach
      kommst du mir nicht davon. Hose runter.
```

Mit der Waffe in der Hand kann die Frau den Einbrecher zu allem zwingen. Auch die Drohung mit dem Rufen der Polizei ist noch lange nicht aus der Welt. Hoffentlich kann er ihren Wünschen nachkommen und sich damit freikaufen ...

Scriptänderungen und –erweiterungen je nach persönlichem Geschmack!

Rollenspiel Nr. 34 - **Script wichtig | Rollenumkehr möglich**

Die Anhalterin

HANDLUNG

Am Straßenrand steht eine Anhalterin mit einem Schild, das ein Fernziel aufweist (Paris). Neben dem Daumen wird auch etwas Bein gezeigt. Er hält an und nimmt sie mit. Ein Gespräch kommt in Gang und es zeigt sich, dass er etwas als ‚Bezahlung' für seine Gefälligkeit erwartet ...

LOCATION

Auto, Parkplatz

KOSTÜME

Anhalterin: Shorts, Bluse

Autofahrer: Jeans, Hemd

TIPPS

Wenn sich jeder (unabhängig vom Partner) eine Liste mit Punkten macht, was er will bzw. wie weit zu gehen sie bereit ist, wird die Sache noch etwas prickelnder.

SZENENSTARTER

Der folgende Script-Ausschnitt kann als Grundlage für ein eigenes Script dienen. Wir starten mitten in der Szene:

Fahrer und Anhalterin sitzen im Auto und haben sich bereits ein wenig kennengelernt.

FAHRER

Trampen ist auch nicht wirklich billig, oder?

Sie runzelt die Stirn.

ANHALTERIN

Wie meinen Sie das?

FAHRER

Na, eigentlich nehme ich Anhalterinnen nur gegen eine geringe Bezahlung mit.

Der Anhalterin dämmert langsam, was der Fahrer meint, dennoch bleibt sie ganz sachlich.

ANHALTERIN

Ich habe aber kein Geld. Deshalb trampe ich ja schließlich.

FAHRER

Ich meine mehr eine Bezahlung in Naturalien.

Der Fahrer eröffnet ihr, dass es ihm nicht um Geld, sondern um andere kleine Gefälligkeiten geht, die schnell auf dem nächsten Parkplatz erledigt werden können.

Scriptänderungen und –erweiterungen je nach persönlichem Geschmack!

Rollenspiel Nr. 35 - **Script nicht zwingend**

Putzfrau und Hausherr

HANDLUNG

Der Mann sitzt im Wohnzimmer und liest Zeitung. Die Putzfrau soll den Boden schrubben. Sie gewährt unter ihrer Kittelschürze tiefe Einblicke. Er bemerkt dies und schickt sie immer dorthin, wo er sie am besten beobachten kann.

LOCATION

Wohnzimmer

KOSTÜME

Putzfrau: Kittelschürze, Kopftuch, halterlose Strümpfe

Hausherr: Jeans, Hemd

TIPPS

Die Putzfrau sollte ihn nicht zu früh heranlassen. Schließlich muss sie ja noch fertig putzen ...

SZENENSTARTER

Der folgende Script-Ausschnitt kann als Grundlage für ein eigenes Script dienen. Wir starten mitten in der Szene:

Der Mann sitzt in seinem Lieblingssessel und liest die Zeitung. Die Putzfrau kümmert sich derweil um die ihr übertragenen Aufgaben. Eben ist der Boden (Fliesen) dran.

Trotz des Lesens der Zeitung, nimmt der Mann die erotischen Bewegungen der Putzfrau beim Schrubben wahr. Sie weiß dies.

Durch kleine und scheinbar zufällige Gesten gewährt sie ihm immer wieder Einblicke unter die Kittelschürze.

HAUSHERR

Dort hinten die Ecke vergessen Sie aber nicht, oder?

PUTZFRAU

Natürlich nicht!

Sie arbeitet weiter und hält dann inne.

PUTZFRAU (CONT'D)

Es ist so warm hier drin. Sie haben doch sicherlich nichts dagegen, wenn ich etwas ablege, oder?

Mit der Kleidung fallen auch die Hemmungen. Unter der Kittelschürze trägt sie nur Unterwäsche und Strümpfe. Zunächst wird noch weiter geputzt.

Scriptänderungen und –erweiterungen je nach persönlichem Geschmack!

Rollenspiel Nr. 36 - **Script nicht zwingend | Rollenumkehr möglich**

Das Geschenk

HANDLUNG

Es klingelt. Draußen steht eine Frau im langen Mantel. Die Tür geht auf – ebenso der Mantel. Darunter trägt SIE nur eine rote Schleife. Sie ist ein Geschenk seiner Kumpels – und es ist schon alles bezahlt ...

LOCATION

Wohnzimmer, Schlafzimmer

KOSTÜME

Geschenk: Langer Mantel, High-Heels, breites Schleifenband

Hausherr: Jeans, Hemd

TIPPS

Während SIE bereits weiß, worauf es hinauslaufen soll, spielt ER den Überraschten, der Mühe hat, mit ihrem Tempo mitzuhalten. Zusätzlich reizvoll: Vielleicht ist er verheiratet und seine Frau kann demnächst nach Hause kommen?

SZENENSTARTER

Der folgende Script-Ausschnitt kann als Grundlage für ein eigenes Script dienen. Wir starten mitten in der Szene:

Es klingelt und ER öffnet die Tür. Draußen steht eine attraktive Frau in einem langen Mantel.

MANN

Ja bitte?

Sie öffnet den bisher nur zugehaltenen Mantel und lächelt ihn an.

GESCHENK

Happy Birthday.

MANN

Äh, danke. Aber wer …

GESCHENK (INTER)

… ich bin? Ich bin das Geschenk deiner Kumpels zu deinem Geburtstag!

MANN

Und was kann ich mit meinem Geschenk machen?

GESCHENK

Erst einmal kannst du mich hereinbitten und dann sehen wir mal weiter. Da gibt es kaum Grenzen …

Nun, was kann man mit dem Geschenk machen? Einen Drink anbieten, auspacken natürlich, …

Scriptänderungen und –erweiterungen je nach persönlichem Geschmack!

Rollenspiel Nr. 37 - **Script nicht zwingend**

Die Serviererin

HANDLUNG

Er sitzt im Restaurant (Küche) und erwartet sein Essen. Die Serviererin bedient ihn und verschüttet versehentlich etwas von seinem Getränk auf seinem Schoß. Da muss natürlich schnell gewischt werden, damit es nicht noch einen Fleck gibt. Und eine nette Geste der Wiedergutmachung wäre natürlich auch nicht schlecht ...

LOCATION

Küche, Esszimmer, Wohnzimmer

KOSTÜME

Serviererin: schwarzer Rock, weiße Bluse

Gast: Stoffhose, Hemd

TIPPS

Es gibt bereits sehr günstige Komplett-Kostüme aus diesem Genre, die gegebenenfalls auch als Hausmädchen-Kostüm weiterverwendet werden können.

SZENENSTARTER

Der folgende Script-Ausschnitt kann als Grundlage für ein eigenes Script dienen. Wir starten mitten in der Szene:

Gerade hat die Serviererin etwas Wasser auf dem Schoß des Gastes verschüttet.

GAST

Hey, was zum …

SERVIERERIN

Oh. Entschuldigen Sie vielmals. Das tut mir sehr leid.

Sie greift zur Serviette und beginnt sofort am Fleck zu reiben. Dabei beugt sie sich weit über den Gast.

SERVIERERIN (CONT'D)

Bitte sagen Sie's nicht der Chefin. Ich bin hier noch in der Probezeit.

GAST

Tja, das sieht dann ja schlecht für Sie aus.

SERVIERERIN

Oh bitte. Was kann ich tun? Ich habe mich doch schon entschuldigt.

GAST

Ich sage dir, was du machen kannst: Wir gehen jetzt auf die Toilette und trocknen meine Hose. Und in der Zeit … na du weißt schon …

Was bleibt der armen Serviererin übrig, als sich zu fügen …

Scriptänderungen und –erweiterungen je nach persönlichem Geschmack!

Rollenspiel Nr. 38 - **Script wichtig | Rollenumkehr möglich**

Teufelin und Sünder

HANDLUNG

Er sitzt zu Hause und betrachtet allein einen Porno *(wir sind sicher, dass ihr einen besitzt)*. Plötzlich erscheint der Teufel in Frauengestalt und stellt ihn bezüglich seiner Sünden zur Rede. Es bleibt ihm nichts anderes übrig, als seine Sünden einzugestehen und um Gnade zu flehen. Aber da ist er an die Falsche geraten ...

LOCATION

Wohnzimmer

KOSTÜME

Teufelin: Teufelskostüm oder rote Kleidung und Hörner

Sünder: Hose, Hemd

TIPPS

Natürlich kann man dem Teufel weder entkommen, noch etwas mit ihm ausdiskutieren. Eine Gegenwehr besteht nur formal und wird schnell überwunden.

SZENENSTARTER

Der folgende Script-Ausschnitt kann als Grundlage für ein eigenes Script dienen. Wir starten mitten in der Szene:

Der Mann betrachtet einen Porno. Er ‚hängt' auf dem Sofa, Hand in der Hose, als die Teufelin erscheint.

SÜNDER

Ach du Scheiße!

Die Teufelin wirft einen Blick auf das laufende Programm und blickt dann den Mann streng an.

TEULFELIN

Wunderbar – eine weitere Sünde für dein schon recht langes Sündenregister.

SÜNDER

Ich aber … ich wollte nur …

TEUFELIN

Lass das Gestammel. Wir wissen doch beide, was du wolltest.

SÜNDER

Und was passiert jetzt?

Jetzt wird ihm die Teufelin erst einige seiner Sünden vorhalten. Dies geht vom lüsternen Blick auf die Supermarkt-Kassiererin bis zum Toilettendeckel. Schließlich kann sie ihm noch eine Lösung anbieten, um sein langes Sündenregister zu reduzieren …

Scriptänderungen und –erweiterungen je nach persönlichem Geschmack!

Rollenspiel Nr. 39 - **Script nicht notwendig | Rollenumkehr möglich**

Ins All entführt

HANDLUNG

Er wurde in einem Raumschiff entführt und befindet sich in einem Untersuchungsraum. Die Außerirdische denkt, dass der Mann noch bewusstlos ist. Der Mann verhält sich absolut ruhig, während SIE ihn genauestens untersucht (z.B. mit einer Feder). Mal sehen, wie lange er durchhält, insbesondere, wenn es an die ‚wichtigen' Teile geht.

LOCATION

Schlafzimmer

KOSTÜME

Außerirdische: Glitterschminke, silberne oder graue Bekleidung, lila Perücke, Untersuchungsgeräte

Entführter: Unterwäsche

TIPPS

Die Außerirdische kann die vorzunehmenden Untersuchungen in ein Diktiergerät sprechen.

SZENENSTARTER

Der folgende Script-Ausschnitt kann als Grundlage für ein eigenes Script dienen. Wir starten mitten in der Szene:

Der Mann liegt auf dem Rücken und ist vermeintlich bewusstlos. In Wirklichkeit jedoch stellt er sich nur bewusstlos.

Die Außerirdische begutachtet zunächst den ganzen Körper und macht sich Notizen.

Nach einiger Zeit beginnt sie, den Mann genauer zu untersuchen. Was sich wie eine Feder anfühlt, ist in Wirklichkeit natürlich ein außerirdischer Messfühler, der sanft über die Haut gezogen wird.

Nach und nach nähert sich das Messgerät den ‚wichtigen' Bereichen …

In der einen Variante des Rollenspiels kann nach dem Aufwachen des Manns eine Kommunikation stattfinden (weil die Außerirdischen natürlich unsere Sprache erlernt haben). In der anderen Variante wacht der Mann zwar auch auf, eine Unterhaltung ist jedoch nicht möglich. Jegliche Kommunikation müsste in diesem Fall nonverbal erfolgen, also ‚mit Händen und Füßen'.

Diese Variante ist für die Darstellung wesentlich komplexer und sollte eher von fortgeschrittenen Rollenspielern genutzt werden. Neben der ‚bewusstlosen' Version kann es auch eine Variante geben, bei der der Mann auf dem Untersuchungstisch gefesselt ist.

Scriptänderungen und –erweiterungen je nach persönlichem Geschmack!

Rollenspiel Nr. 40 - **Script sinnvoll**

Die Fee

HANDLUNG

Im Wald begegnet dem Mann eine Fee. Damit er ihre Existenz nicht verrät, gewährt sie ihm drei Wünsche. Ein verlassener Wald, eine hübsche Fee – was werden da wohl seine Wünsche sein? ...

LOCATION

Wald, ggf. Garten

KOSTÜME

Fee: Kurzes Röckchen, Glitzerbluse mit Flügeln, High-Heels

Mann: Jeans, Hemd, Jacke, Wanderschuhe, Rucksack

TIPPS

Bitte auf §183a achten (*Öffentliches Ärgernis*). Im Rucksack kann eine Decke transportiert werden, falls sich einer der Wünsche auf dem Waldboden abspielen sollte ...

SZENENSTARTER

Der folgende Script-Ausschnitt kann als Grundlage für ein eigenes Script dienen. Wir starten mitten in der Szene:

Ein Mann geht durch den Wald spazieren. Auf einer Lichtung bemerkt er eine Fee, die gedankenverloren auf einer Lichtung steht.

MANN

Hey, wer bist du denn!

Die Fee blickt sich erschrocken um.

FEE

Ich bin eine Fee. Du darfst niemandem verraten, dass du mich gesehen hast.

Aber der Mann hat schon längst ein Foto mit seinem Smartphone geschossen.

MANN

Zu spät, ich habe schon ein Foto von dir!

Die Fee kommt auf den Mann zu und umgarnt ihn.

FEE

Ich würde dir drei Wünsche erfüllen, wenn du es für dich behältst, dass du mich gesehen hast.

MANN

Drei Wünsche, hmm, lass mich nachdenken …

Drei Wünsche, hm? Da fällt die Wahl nicht schwer …

Scriptänderungen und –erweiterungen je nach persönlichem Geschmack!

Rollenspiel Nr. 41 - **Script sinnvoll | Rollenumkehr möglich**

Die neue Matrosin

HANDLUNG

Der Mann ist Ausbilder an Bord eines Schiffes. Die Matrosin muss jetzt Seemannsknoten lernen. Leider stellt sie sich sehr ungeschickt an. Er zeigt es ihr und fesselt ihr dabei die Hände ... und dann die Füße ... und dann geht der Spaß erst richtig los.

LOCATION

Arbeitszimmer

KOSTÜME

Matrosin: Matrosenkostüm

Ausbilder: Anzug und Kapitänsmütze

TIPPS

Ein paar Seemannsknoten sind schnell erlernt (*Seemännische Knoten – ISBN 978-3-934705-05-0*). Bitte unbedingt vorab ein Codewort vereinbaren, wenn es tatsächlich ans Fesseln geht.

SZENENSTARTER

Der folgende Script-Ausschnitt kann als Grundlage für ein eigenes Script dienen. Wir starten mitten in der Szene:

```
Ausbilder und neue Matrosin stehen sich gegenüber.

                    AUSBILDER

      Matrosin Jenna, dann zeigen Sie mir doch
      einmal einen Kreuzknoten!

Die Matrosin steckt einen Knoten, der gleich wieder
auseinanderfällt.

                AUSBILDER (CONT'D)

      Das war nichts! Dann etwas Theorie. Wozu
      kann man einen Palstek nutzen?

Die Matrosin zuckt mit den Schultern.

                AUSBILDER (CONT'D)

      Strecken Sie mal ihre Arme vor.

Mit wenigen Handgriffen hat er die Hände am
Handgelenk gefesselt.

                     MATROSIN

      Aber Herr Oberbootsmann, was soll denn das?
```

Anstatt ihr eine Antwort zu geben, fesselt er ihr gleich darauf auch noch die Füße. Er erklärt ihr sodann, dass dies ein Teil der Strafe dafür ist, dass sie die Knoten nicht korrekt gelernt hat. Was die weitere Bestrafung angeht, sind alle Möglichkeiten offen ...

Scriptänderungen und –erweiterungen je nach persönlichem Geschmack!

Rollenspiel Nr. 42 - **Script sinnvoll | Rollenumkehr möglich**

Das SWAT-Team

HANDLUNG

Die Frau wird auf einem Stuhl gefesselt gefangen gehalten. Ihre Augen sind verbunden. Ein Mitglied des SWAT-Teams hat sich ins Gebäude eingeschlichen und will sie befreien. Sie hört ihn immer näher kommen. Nach der Befreiung wird sich natürlich anständig beim heldenhaften Retter bedankt.

LOCATION

Keller

KOSTÜME

Gefangene: Alte zerschlissene Bekleidung

SWAT-Team: Schwarze Hose und Pullover, Pistole mit Halfter, Stiefel, schwarze Strickmütze

---

TIPPS

Der Mann vom SWAT-Team macht immer wieder Lärm. Dadurch, dass die Gefangene nichts sehen kann, wird die Spannung immer weiter steigen, je näher er kommt.

SZENENSTARTER

Der folgende Script-Ausschnitt kann als Grundlage für ein eigenes Script dienen. Wir starten mitten in der Szene:

Eine Frau sitzt mit verbundenen Augen gefesselt auf einem Stuhl. Der Mann vom SWAT-Team nähert sich dem Kellerraum. Schüsse sind zu hören.

SWAT-TEAM-MANN (laut)

Zwei und Vier sichern den Ausgang. Die Drei durchsucht die anderen Kellerräume. Ich befreie die Geisel.

Er nähert sich der Gefangenen.

SWAT-TEAM-MANN (CONT'D)

Haben Sie keine Angst. Wir haben die Kidnapper ausgeschaltet.

Er zieht ihr die Augenbinde ab. Während er ihr die Hand- und Fußfesseln löst, beginnt sie sich bereits zu ‚bedanken' …

SWAT-TEAM-MANN (CONT'D)

Hören Sie auf. Dazu haben wir hier jetzt keine Zeit. Vielleicht gibt es noch andere Kidnapper auf dem Gelände.

Aber die Geisel hört nicht auf …

Die befreite Geisel möchte aber hier und jetzt ihrem Retter auf jede erdenkliche Art und Weise danken. Probleme drohen von allen Seiten. Sind noch mehr Verbrecher da? Kommt plötzlich ein weiteres Mitglied des SWAT-Teams dazu?

Rollenspiel Nr. 43 - **Script nicht notwendig**

Pantomimen-Sex

HANDLUNG

Zwei Pantomimen treffen aufeinander. Sie finden sich sympathisch und wollen Sex haben. Aber wie mache ich es meinem Gegenüber klar, was ich möchte – ohne auch nur ein Wort zu sprechen. Pantomimen drücken alles durch Gesten (und Gesichtsausdrücke) aus.

LOCATION

Schlafzimmer

KOSTÜME

Mann & Frau: Schwarz-weiße Bekleidung mit rotem Halstuch, weiß geschminktes Gesicht, ggf. Barett

---

TIPPS

Wer zuerst etwas sagt, verliert! Der Versuch, seine sexuellen Wünsche durch pantomimisches Handeln auszudrücken kann für eine erhebliche Spannung (oder Belustigung) zwischen den Akteuren sorgen.

SZENENSTARTER

Der folgende Script-Ausschnitt kann als Grundlage für ein eigenes Script dienen. Wir starten mitten in der Szene:

```
Ein Pantomime und eine Pantomimin treffen sich an einer beliebigen Stelle im Haus. Jeder der beiden hat sich vorher überlegt, welche Art von Sex er/sie haben möchte und wo dies stattfinden soll. Der jeweilige Partner wurde vorab nicht darüber informiert.

Jetzt gilt es, seinen Partner über den Wunsch zu informieren. Dies darf nur nonverbal, also ausschließlich durch Mimik und Gestik erfolgen. Ein Anfassen des Partners ist (zumindest derzeit) noch tabu.
```

Die Tatsache, dass sich jeder der Teilnehmer etwas anderes ausgedacht und geplant hat, macht dieses Rollenspiel spannend. Wie teile ich es am besten meinem Partner mit? Was hat er sich ausgedacht?

Wenn sich beide Partner auf einen Ort und die Art von Sex geeinigt haben, dürfen auch Berührungen stattfinden. Das Sprechen ist und bleibt jedoch verboten. Dies bezieht sich natürlich nicht auf andere Lautäußerungen ...

Scriptänderungen und –erweiterungen je nach persönlichem Geschmack!

Rollenspiel Nr. 44 - **Script sehr wichtig**

Hexentrunk

HANDLUNG

Eine Hexe braut einen Zaubertrank, den der arglose Bauerjunge trinkt. Von da an ist er ihr verfallen und hat sich ihren Wünschen zu fügen. Und was sie für Wünsche hat ...

LOCATION

Haus, Hexenküche

KOSTÜME

Hexe: Hexenkostüm (kurzes Schwarzes mit Netzstrümpfen, High-Heels und großem spitzem Hut), Zauberstab, Zaubertrank

Bauernjunge: Stoffhose mit Hosenträgern, T-Shirt

TIPPS

Im Script wird festgelegt, wie die Hexe den Jungen dazu bringt, den Zaubertrank zu sich zu nehmen (Ist er unwissend oder bietet sie ihm eine Belohnung dafür an?)

SZENENSTARTER

Der folgende Script-Ausschnitt kann als Grundlage für ein eigenes Script dienen. Wir starten mitten in der Szene:

```
Hexe und Bauernjunge treffen aufeinander. Sie trägt
den Zaubertrank mit sich.

                    BAUERNJUNGE

      Ich kenne dich. Du bist die Hexe. Man hat
      mir gesagt, ich soll mich von dir
      fernhalten.

                       HEXE

      Aber ich tu dir doch nichts. Sieh nur, ich
      habe dir sogar etwas mitgebracht. Ein
      Geschenk.

Die Hexe hält ihm eine kleine Flasche mit dem
Zaubertrank entgegen.

                    BAUERNJUNGE

      Was ist denn das?

                       HEXE

      Ein Gesundheitstrank. Wenn du ihn trinkst,
      wirst du dein Leben lang nicht mehr krank
      werden. Aber wenn du mir nicht traust …
```

Wird der Bauernjunge den Trank bereits jetzt annehmen, oder bedarf es weiterer Überzeugungsarbeit der Hexe? Diese Punkte sollten festgelegt werden. Eine andere Variante wäre es, wenn die Hexe ihre Wünsche mit Druck (z.B. mit ihrem Zauberstab) durchsetzen würde.

Scriptänderungen und –erweiterungen je nach persönlichem Geschmack!

Rollenspiel Nr. 45 - **Script nicht zwingend | Rollenumkehr möglich**

Die Indianerin

HANDLUNG

Eine Indianerin hat einen Neuling im Wilden Westen gefangen genommen und ihn an den Marterpfahl gebunden. Was erwartet den Mann, dessen Hände nach hinten gebunden sind? Da kommt die Indianerin schon mit einer Feder und einer Peitsche ...

LOCATION

Schlafzimmer – Bettpfosten, Garten – Baum, Dachboden - Balken. Angebundenes Stehen muss möglich sein.

KOSTÜME

Indianerin: Kurzes Kleid, Sandalen, Feder-Kopfschmuck

Mann: Schwarzer Anzug mit Weste und Hut

TIPPS

Codewort nicht vergessen! Je mehr Bekleidung der Mann trägt, desto mehr kann die Indianerin im Laufe der Folter öffnen oder entfernen.

SZENENSTARTER

Der folgende Script-Ausschnitt kann als Grundlage für ein eigenes Script dienen. Wir starten mitten in der Szene:

Der Mann wurde gefangengenommen und stehend mit den Händen auf dem Rücken am Marterpfahl festgebunden.

MANN

Was hast du mit mir vor?

INDIANERIN

Was denkst du, was ich mit dir vorhabe?

Die Indianerin hält ihm eine Peitsche (Paddle) und eine lange Feder hin.

INDIANERIN (CONT'D)

Wähle deine Folter aus.

MANN

Sag mir erst, was du genau mit den Sachen vorhast, bevor ich mich entscheide.

Die Indianerin lächelt den Mann an und öffnet sein Hemd. Dann nimmt sie die Feder und fährt langsam von oben nach unten an seiner Brust entlang. Ist dies beendet, erfolge ein leichter Klaps auf den (noch bekleideten) Hintern.

MANN (CONT'D)

Ok, ok, ok … Ich wähle die …

Was wird der Mann wählen? Und wird sich die Indianerin an seine Wahl halten oder die andere Folter wählen?

Scriptänderungen und –erweiterungen je nach persönlichem Geschmack!

Rollenspiel Nr. 46 - **Script nicht notwendig**

Der Balanceakt

HANDLUNG

Die Frau geht auf den Mann zu und bittet ihn, zwei recht volle Weingläser zu halten. Dann geht sie um ihn herum und beginnt ihn zu streicheln. Schließlich geht sie vor ihm auf die Knie ... Wie lange wird er die Gläser halten können, ohne etwas zu verschütten?

LOCATION

Wohnung

KOSTÜME

Frau: Kurzes Kleid

Mann: Jeans, Shirt

TIPPS

Dies ist kein echtes Rollenspiel im engeren Sinn, aber es bringt eine Menge Spaß für beide Partner, die ja sehr vorsichtig agieren müssen.

SZENENSTARTER

Der folgende Script-Ausschnitt kann als Grundlage für ein eigenes Script dienen. Wir starten mitten in der Szene:

Der Mann sitzt im Wohnzimmer, als die Frau die Tür leicht aufstößt. In beiden Händen trägt sie jeweils ein sehr volles Weinglas.

FRAU

Kannst du mir kurz helfen?

MANN

Na klar.

Der Mann steht auf und hält seiner Frau die Tür auf.

FRAU

Danke. Hier, halt mal kurz die Gläser.

Der Mann nimmt ihr die Gläser ab und will sie zum Tisch bringen. Seine Frau hält ihn am Gürtel fest.

FRAU (CONT'D)

Nicht so schnell …

Sie öffnet seine Hose und geht auf die Knie.

Die Frau muss dafür sorgen, dass der Mann keine Möglichkeit erhält, die Gläser von seiner derzeitigen Position aus abzustellen. Darüber hinaus muss sie sich in ihren Bewegungen zurückhalten und er muss versuchen, nichts zu verschütten. Für den ersten Versuch empfehlen wir klares Wasser in den Gläsern (gibt keine Flecke …)

Rollenspiel Nr. 46 - **Script notwendig | Rollenumkehr möglich**

Die Sprachtrainerin

HANDLUNG

Der (Geschäfts-) Mann bereitet sich auf eine Englandreise vor und muss seine Kenntnisse auffrischen. Seine Sprachtrainerin beginnt mit normalen Phrasen aus der Geschäftswelt. Schließlich muss sie ihm natürlich auch noch die Sprache aus dem privaten Milieu beibringen (*Fuck me, honey, ...*)

LOCATION

Arbeitszimmer

KOSTÜME

Sprachtrainerin: Kurzes Kleid, High-Heels

Geschäftsmann: Hose, Hemd, Krawatte

TIPPS

Unabdingbar ist das Vorab-Erlernen einiger Phrasen aus der Geschäftswelt. Die eher privaten Äußerungen kennt man gewöhnlich bereits aus Filmen (oder Pornos).

SZENENSTARTER

Der folgende Script-Ausschnitt kann als Grundlage für ein eigenes Script dienen. Wir starten mitten in der Szene:

Geschäftsmann und Sprachtrainerin sitzen zusammen auf der Couch und üben bereits eine Weile.

SPRACHTRAINERIN

Das war doch alles schon sehr gut. Dann kommen wir jetzt zu den eher privaten Ausdrücken. Was würden Sie denn zu jemandem sagen, mit dem Sie nach der Tagung Sex haben möchten?

GESCHÄFTSMANN

Ich sage *Hey Babe, wanna party?*

SPRACHTRAINERIN

Nicht gut. Viel besser ist es, etwas direkter zu sein. *You want to fuck after the meeting?* Was, wenn Sie einen BJ möchten?

MANN

Do you mind giving me a blowjob?

SPRACHTRAINERIN

Viel zu förmlich. Besser ist *Blow me, honey.*

Im Laufe der Lehrstunde wird klar, dass die Phrasen nicht nur zur Übung gesprochen werden, sondern als direkte Ansprache zwischen Geschäftsmann und Sprachtrainerin zu verstehen sind. Eine ‚echte' Antwort auf eine gelernte Phrase genügt, um die Situation kippen zu lassen.

Rollenspiel Nr. 47 - **Script nicht zwingend | Rollenumkehr möglich**

Der Schwimmlehrer

HANDLUNG

Die Frau nimmt Schwimmunterricht. Der Schwimmlehrer steht im Wasser neben ihr und hält sie mit einer Hand unter dem Bauch in Schwimmstellung, während er Anweisungen gibt. Die andere Hand ist frei darin, unter Wasser auch andere Körperteile zu ‚unterstützen' …

LOCATION

Schwimmbad, Badesee, Meer

KOSTÜME

Frau: Bikini

Schwimmlehrer: Badehose, Badeshorts, Sonnenbrille, Basecap

TIPPS

Nur durchführen, wenn beide Parteien Schwimmer sind. Auf den § 183a achten (*Öffentliches Ärgernis*).

SZENENSTARTER

Der folgende Script-Ausschnitt kann als Grundlage für ein eigenes Script dienen. Wir starten mitten in der Szene:

Die Frau hält sich am Beckenrand fest und die Beine simulieren Schwimmbewegungen. Der Mann steht neben ihr und unterstützt sie mit der Hand unter ihr.

SCHWIMMLEHRER

Sehr schön. Beine anziehen, leicht grätschen und dann mit Schwung wieder ausstrecken.

FRAU

Wie weit muss ich die Beine denn grätschen?

SCHWIMMLEHRER

Da gib es eine einfache Regel: So weit, dass eine in den Schritt gehaltene Hand nicht mehr eingequetscht wird.

Der Schwimmlehrer platziert seine Hand unter Wasser zwischen den Beinen der Frau. Um den Auftrieb zu erhalten, nutzt er die andere Hand und unterstützt die Brust.

MANN

Und jetzt weiter. Immer schön grätschen und wieder schließen.

Der ‚Schwimmlehrer' gibt immer laut und deutlich seine Anweisungen, damit andere Badegäste keinen Verdacht schöpfen. Bitte unbedingt auf (vornehmlich junge) Badegäste mit Taucherbrillen achten. Derart ausgerüstet hat man unter Wasser eine hervorragende Sicht.

Scriptänderungen und –erweiterungen je nach persönlichem Geschmack!

Rollenspiel Nr. 48 - **Script nicht zwingend**

Der Fremdenführer

HANDLUNG

Die Frau ist fremd in der Gegend und ein Fremdenführer bietet ihr seine Dienste an. Auf einem Aussichtsturm steht er direkt hinter ihr und erklärt ihr die Aussicht, während er sie von hinten nimmt.

LOCATION

Aussichtsturm, Balkon oder Fenster in oberer Etage

KOSTÜME

Frau: Kleid, keine Unterwäsche

Fremdenführer: Hose, Hemd

TIPPS

Auf den § 183a achten (*Öffentliches Ärgernis*). Die Frau behält während der ganzen Zeit das Kleid an. Die Hose des Mannes wird nur vorn geöffnet. Von vorn bzw. unten ist nichts Verdächtiges zu sehen, solange sich beide Parteien ein wenig zusammenreißen.

SZENENSTARTER

Der folgende Script-Ausschnitt kann als Grundlage für ein eigenes Script dienen. Wir starten mitten in der Szene:

Der Fremdenführer und die Frau besteigen den auf einem Berg gelegenen Aussichtsturm. Hier oben sind sie allein.

FREMDENFÜHRER

(auf den Horizont deutend)

Dort hinten neben dem kleinen Wäldchen können Sie Musterstadt mit seinen Wolkenkratzern sehen.

Der Fremdenführer tritt direkt hinter die Frau und deutet jetzt auf eine weiter unten gelegene Stelle.

FREMDENFÜHRER (CONT'D)

Wenn Sie sich jetzt weiter nach vorn beugen, können Sie von hier aus auch den hier oben entspringenden Bach mit seiner Quelle sehen.

FRAU

Wo denn?

FREMDENFÜHRER

Noch ein klein wenig weiter herunterbeugen …

In dieser Position wollte der Fremdenführer seine Kundin haben. Er greift ihr unter den Rock und stellt fest, dass sie keine Unterwäsche trägt …

Auch beim Sex findet die Fremdenführung weiter statt!

Scriptänderungen und –erweiterungen je nach persönlichem Geschmack!

Rollenspiel Nr. 49 - **Script nicht zwingend**

Aktmodell und Maler

HANDLUNG

Ein berühmter Maler hat ein Aktmodell gebucht. Sie steht in der Mitte des Raums und trägt nichts außer High-Heels. Er malt sie und gibt immer wieder Anweisungen zur benötigten Pose. Da wird auch schon einmal Hand angelegt ...

LOCATION

Wohnzimmer, Arbeitszimmer

KOSTÜME

Aktmodell: High-Heels

Maler: Jeans, Hemd, Kittel

TIPPS

Je nach Malstil wird eine Leinwand oder nur ein Block benötigt. Mit einer Staffelei wirkt die ganze Sache natürlich sofort viel professioneller.

SZENENSTARTER

Der folgende Script-Ausschnitt kann als Grundlage für ein eigenes Script dienen. Wir starten mitten in der Szene:

Die Frau steht mitten im Raum. Sie trägt High-Heels und hat ein großes weißes Tuch wie eine Tunika umgehängt. Der Maler versucht sich seit geraumer Zeit an einer ersten Skizze.

MODELL

Kann ich denn schon einmal etwas sehen?

Der Maler wirkt abwesend und schüttelt immer wieder leicht den Kopf.

MALER

Faltenwurf liegt mir nicht. Wir müssen anders vorgehen. Legen Sie einfach einmal das Tuch ab.

MODELL

Komplett?

MALER

Natürlich! Wir malen einen Akt.

Es folgen verschiedene Positionen, die immer wieder verbessert und skizziert werden. Damit die Frau die richtige Position erreicht, ist der Maler mit Rat und Tat behilflich.

Um das Rollenspiel so realistisch wie möglich zu gestalten, sollte der Maler tatsächlich Skizzen anfertigen (später ist dies immer noch einen guten Lacher wert).

Scriptänderungen und –erweiterungen je nach persönlichem Geschmack!

Rollenspiel Nr. 50 - **Script nicht zwingend**

Überfall im Haus

HANDLUNG

Die Frau öffnet die Haustür und dort steht ein Schwerverbrecher, der sie schnappt, ins Schlafzimmer zerrt und sie auf Bett wirft (*alles spielerisch!*). Der Rock wird hochgeschoben und die Strumpfhose zerrissen ...

LOCATION

Schlafzimmer

KOSTÜME

Frau: Kurzes Kleid, Strumpfhose

Verbrecher: Jeans, Pulli, Strickmütze, derbe Schuhe

TIPPS

Dies ist keine Vergewaltigung, sondern das Ausleben einer Fantasie, die sehr viele Frauen haben. Unverzichtbar ist die Festlegung eines Codeworts zum sofortigen Stopp!

SZENENSTARTER

Der folgende Script-Ausschnitt kann als Grundlage für ein eigenes Script dienen. Wir starten mitten in der Szene:

Die Frau öffnet arglos die Haustür, nachdem es geklingelt hat. Vor der Tür steht ein großer ungepflegter Mann mit rustikaler Bekleidung und einem Dreitagebart. Sobald die Tür offen ist, greift er sich die Frau an Hals und Arm und drängt sie weiter ins Haus.

VERBRECHER

Bist du allein im Haus?

Die Frau ist völlig überrumpelt.

VERBRECHER (CONT'D)

Ich hab' dich was gefragt, du Schlampe.

FRAU

Nein. Ja, ich bin allein.

VERBRECHER

Na umso besser. Wo ist das Schlafzimmer?

Im Schlafzimmer wird die Frau auf das Bett geworfen. Dann wird das Kleid hochgeschoben, die Strumpfhose zerrissen und der Slip zur Seite geschoben.

Während der Weg ins Schlafzimmer auch improvisiert werden kann, sollte die ‚Vergewaltigung' vorab genauestens durchgesprochen werden. Wie gesagt, es geht hier nur um das Ausleben einer Fantasie, bei der sich die Frau der Hilfe des Mannes bedient.

Scriptänderungen und –erweiterungen je nach persönlichem Geschmack!

Rollenspiel Nr. 51 - **Script sinnvoll**

Tauglichkeitstest

HANDLUNG

Die Frau möchte im exklusiven Fitnessstudio aufgenommen werden und muss dazu einen Fitnesstest absolvieren. Vor dem Trainer zieht sie sich die Sportsachen an und muss neben normalen Übungen auch einige ganz spezielle Partnerübungen mit dem Trainer durchführen ...

LOCATION

Schlafzimmer, Fitnessraum

KOSTÜME

Bewerberin: Erst normale Bekleidung, dann Sporttrikot

Trainer: Trainingsbekleidung

TIPPS

Mit einem Stepper, einem Sprungseil und einer Stoppuhr können wir unser eigenes Fitnessstudio aufmachen. Auf einem Klemmbrett werden die Ergebnisse eingetragen.

SZENENSTARTER

Der folgende Script-Ausschnitt kann als Grundlage für ein eigenes Script dienen. Wir starten mitten in der Szene:

```
Die Frau hat bereits normale Trainingssachen an.

                      TRAINER

        Na gut. Für den Tauglichkeitstest wird es
        gehen. Sollten wir Sie aufnehmen, ist bei
        uns eine andere Kleiderordnung vorgeschrie-
        ben. Wir sind nun mal ein sehr exklusiver
        Club.

                     BEWERBERIN

        Was ist denn an meinen Sachen falsch?

                      TRAINER

        Wir legen großen Wert auf innere UND äußere
        Werte. Die Sachen sind einfach nicht sexy
        genug. Das stört das Gesamtbild.

Es folgen einige einfache Übungen (Sit-Ups, etc.)

                      TRAINER

        Kommen wir jetzt zu einer Übung, die wir in
        unserem Club entwickelt haben. Stellen Sie
        sich einfach aufrecht hin. Beine zusammen.

Der Trainer fährt mit der Hand, bei den Knöcheln
beginnend, zwischen den Beinen der Frau langsam
nach oben. Je weiter er nach oben kommt, desto
aufrechter steht die Frau.
```

Ähnliche absurde Übungen, die nur darauf abzielen, Körperkontakt herzustellen, können folgen.

Rollenspiel Nr. 52 - **Script sinnvoll**

Der Automechaniker

HANDLUNG

Die Frau bringt ihr Auto in die Werkstatt, weil etwas klappert. Die Motorhaube wird geöffnet und der Mechaniker erläutert ihr das Problem. Dabei muss er ihr einige Dinge sehr genau zeigen. Man beugt sich über den Motor und es kommt zum ersten Kontakt …

LOCATION

Garage, Auto

KOSTÜME

Frau: Kostüm oder Kleid

Mechaniker: Blaumann

TIPPS

Besonders reizvoll: Der Mechaniker berührt sie mit seinen schmutzigen Händen und hinterlässt einen Handabdruck auf ihrem Hintern. Zuerst gibt es Stress, dann wird es erotisch …

SZENENSTARTER

Der folgende Script-Ausschnitt kann als Grundlage für ein eigenes Script dienen. Wir starten mitten in der Szene:

```
Die Frau und der Mechaniker stehen vorn am Auto.
Die Motorhaube ist geöffnet.

                        MECHANIKER

      Oh, oh, oh, das sieht aber gar nicht gut
      aus, fürchte ich.

                           FRAU

      Oh nein. Was ist es denn?

                        MECHANIKER

      Hier können sie schon mal eine Perforation
      des Hauptkühlschlauchs des äußeren
      Kühlkreislaufs sehen.

Sie beugt sich vor und versucht einen Blick zu
erhaschen.

                        MECHANIKER

      Na hier, ist doch klar zu sehen.

Der Mechaniker ‚hilft‘ ihr beim Vorbeugen. Dabei
greift seine schmutzige Hand an ihren Hintern. Die
Frau richtet sich empört auf.
```

Weitere Berührungen und die daraus resultierenden Beschwerden wechseln sich ab, bis es dann schließlich so weit ist ...

Scriptänderungen und –erweiterungen je nach persönlichem Geschmack!

Rollenspiel Nr. 53 - **Script sinnvoll**

Der Vermieter

HANDLUNG

Die junge Frau will aus ihrer ersten Wohnung wieder ausziehen und der Vermieter kommt zur Wohnungs-abnahme. Der Vermieter hat an vielen Stellen etwas auszusetzen. Also beschließt die Frau, ihn zu bezirzen, um die Kosten für Nachbesserungen einzusparen. Aber die Liste der Mängel ist sehr lang ...

LOCATION

Wohnung

KOSTÜME

Frau: Minirock, Bluse

Vermieter: Jeans, kariertes Hemd

TIPPS

Je mehr der Vermieter findet, desto offenherziger muss die Frau daherkommen ...

SZENENSTARTER

Der folgende Script-Ausschnitt kann als Grundlage für ein eigenes Script dienen. Wir starten mitten in der Szene:

Die Wohnungsabnahme ist in vollem Gange. Ein Zimmer nach dem anderen wird besichtigt.

VERMIETER

Diese Wand wurde doch nicht gestrichen. Ich sehe doch noch die Ränder von Bilderrahmen.

FRAU

Oh, das wurde dann wohl vergessen.

VERMIETER

Also nachstreichen.

FRAU

Ich bin doch aber ab morgen schon in der neuen Wohnung. Ich kann doch nicht 200km fahren, nur um hier zu streichen. Können wir da nicht etwas anderes machen?

Der Vermieter betrachtet die Frau ganz langsam von oben bis unten und findet dann tatsächlich einen Vorschlag.

VERMIETER

Ich sag dir was: Dein Bett ist ja schon weg, aber wenn du dich einfach mal über die Spüle beugst, dann vergesse ich die Wand …

Kein Geld, keine Möglichkeit der Nachbesserung, was bleibt der jungen Mieterin anderes übrig …

Scriptänderungen und –erweiterungen je nach persönlichem Geschmack!

Rollenspiel Nr. 54 - **Script sinnvoll**

Der Schuhverkäufer

HANDLUNG

Eine Frau möchte neue Schuhe kaufen und geht in ein exklusives Schuhgeschäft mit Bedienung. Der Schuhverkäufer kniet vor der sitzenden Frau und hilft ihr bei der Anprobe von Schuhen. Dabei bemerkt er sowohl ihre langen Beine, als auch die Tatsache, dass sie ohne Unterwäsche vor ihm sitzt ...

LOCATION

Wohnzimmer

KOSTÜME

Kundin: Rock, Bluse, Handtasche

Schuhverkäufer: Anzug, Krawatte

TIPPS

Gerade bei Stiefeln muss der Verkäufer schon recht weit oben am Bein der Kundin arbeiten ...

SZENENSTARTER

Der folgende Script-Ausschnitt kann als Grundlage für ein eigenes Script dienen. Wir starten mitten in der Szene:

```
Der Schuhverkäufer kniet vor der Kundin. Neben ihm
stehen verschiedene Schuhe zur Anprobe bereit.

                    SCHUHVERKÄUFER

     Dann hätten wir hier noch einen sehr
     eleganten Sommerstiefel in hochwertiger
     Lederausführung mit leichtem Hacken.

Er greift den Fuß der Frau und ist beim Hinein-
gleiten des Fußes behilflich.

               SCHUHVERKÄUFER (CONT'D)

     Wenn ich das einmal sagen darf. An so
     wunderschöne Beine gehört auch ein
     wunderschöner Schuh.

Die Frau lächelt ihn an und setzt sich etwas
breitbeiniger als notwendig (und anständig) hin.
Der Schuhverkäufer kann einen Blick unter den Rock
erhaschen. Sie trägt keine Unterwäsche.

                        KUNDIN

     Erzählen Sie mir noch etwas mehr zu meinen
     Beinen und was Ihnen noch so alles gefällt …
```

Zusätzlich zu den Komplimenten kommen bald darauf auch noch die Berührungen der Beine, die langsam nach oben wandern … Fortgeschrittene können das Szenario auch in SB-Schuhmärkten durchspielen. Wichtig: Erst den Durchlauf der Verkäuferin abwarten (*Kann ich helfen?*).

Scriptänderungen und –erweiterungen je nach persönlichem Geschmack!

Rollenspiel Nr. 55 - **Script notwendig | Rollenumkehr möglich**

Der neue Nachbar

HANDLUNG

Nebenan ist ein neuer Nachbar eingezogen. Da noch alles in Kartons eingepackt ist, muss er sich einiges leihen. Die Frau nimmt die Gelegenheit wahr und lädt ihn auf einen Kaffee ein. Er erzählt davon, wie schwer es jetzt mit seiner Fernbeziehung ist. In diesem Fall kann SIE ihm sicher helfen ...

LOCATION

Wohnzimmer, Küche, ...

KOSTÜME

Frau: Rock und Bluse oder Kleid

Nachbar: Jeans und Shirt

TIPPS

Mit der Frage ‚*Was vermisst du denn am meisten bei deiner Fernbeziehung?*‘, finden wir den Weg in den erotischen Teil des Gesprächs ...

SZENENSTARTER

Der folgende Script-Ausschnitt kann als Grundlage für ein eigenes Script dienen. Wir starten mitten in der Szene:

Die Vorstellung an der Tür ist bereits erledigt und man ist in der Wohnung der Frau ins Gespräch gekommen.

FRAU

Und dann seht ihr euch nur etwa alle vier Wochen für einen Tag?

NACHBAR

Ja, darauf wird es wohl hinauslaufen.

FRAU

Und was vermisst du am meisten?

NACHBAR

Ihr Lachen, und … ähm …

FRAU (INTER)

… den Sex?

NACHBAR

Natürlich.

Die Frau lächelt ihn an und mit den ausgetauschten Blicken ist bereits klar, dass sie ihm in dieser Lage natürlich weiterhelfen kann.

Das Rollenspiel kann ausgeweitet werden, indem der neue Nachbar nicht gleich so offen in das Gespräch geht.

Scriptänderungen und –erweiterungen je nach persönlichem Geschmack!

Rollenspiel Nr. 56 - **Script nicht zwingend**

Die Exhibitionistin

HANDLUNG

SIE spielt eine Frau, die den Hang dazu hat, sich zu entkleiden. Beim ersten Einkaufsbummel nach einer Therapie wird seine Geduld stark auf die Probe gestellt. Mal zeigt sie ihm ihre Brust, mal wird der Rock ein wenig angehoben ...

LOCATION

Einkaufsbummel in der Stadt, Gang durch ein Einkaufszentrum

KOSTÜME

Frau: Rock und Bluse oder Kleid

Mann: Jeans, Shirt und Jacke

TIPPS

Bei den exhibitionistischen Aktionen wird natürlich darauf geachtet, dass andere Passanten keinen Einblick erhalten ...

SZENENSTARTER

Der folgende Script-Ausschnitt kann als Grundlage für ein eigenes Script dienen. Wir starten mitten in der Szene:

Mann und Frau machen einen Einkaufsbummel. Zurzeit sind sie in einem Kaufhaus auf einer Rolltreppe. Sie steht zwei Stufen vor (über) ihm. Sie beugt sich tief zu ihrem Schuh herunter.

FRAU

Und, etwas gesehen, was dir gefällt?

MANN

Ja, aber reiß dich bitte ein wenig zusammen. Du kommst gerade aus der Therapie!

In der Oberbekleidungsabteilung hält sich die Frau eine Bluse vor, offenbar um sich im Spiegel zu betrachten. Stattdessen entblößt sie dahinter ihre Brust und zeigt sie ihrem Mann.

MANN

Heb es dir doch bitte für zuhause auf.

FRAU

So lange will ich aber nicht warten.

Es folgen immer mehr Situationen, in denen die Frau sich (ihrem Mann gegenüber) entblößt.

Dieses Spielchen in der Stadt gespielt, kann sehr reizvoll sein, beherbergt es doch den Reiz des Verbotenen. Je nachdem, wie weit beide Rollenspieler gehen wollen, kann es zum Beispiel zu Sex in einer Umkleidekabine führen.

Scriptänderungen und –erweiterungen je nach persönlichem Geschmack!

Rollenspiel Nr. 57 - **Script nicht notwendig**

Der Spanner

HANDLUNG

Die Frau genießt einen ruhigen Abend und entspannt sich in Badewanne oder Dusche. Draußen vor dem Fenster (im Garten) steht ein Spanner und beobachtet sie. Sie bemerkt ihn und geht auf das Spielchen ein, indem sie ihm immer neue Einsichten bietet, bis sie ihn schließlich hereinbittet.

LOCATION

Wohnung (Bad) und Garten

KOSTÜME

Frau: In der Wanne nackt, danach Slip und Hemdchen

Spanner: Langer Mantel, Jogginghose, Pullover

TIPPS

Mit einem kleinen Fernrohr gibt es bessere Einsichten! Bitte darauf achten, dass Nachbarn die Situation nicht missverstehen und die Polizei rufen ...

SZENENSTARTER

Der folgende Script-Ausschnitt kann als Grundlage für ein eigenes Script dienen. Wir starten mitten in der Szene:

Ein Mann steht hinter einem Baum versteckt vor dem Badezimmer der Frau. Sie steht in der Dusche und genießt die sanfte Massage des Wasserstrahls.

Bei einem beiläufigen Blick aus dem Fenster sieht sie den Mann, der sie beobachtet. Anstatt sich instinktiv zurückzuziehen, wird sie noch offenherziger. Sie seift sich betont langsam ein und stellt sich so hin, dass der Spanner alles gut sehen kann.

Dies geht eine ganze Weile so und schließlich nimmt sie Blickkontakt auf und deutet ihm mit einem Fingerzeig an, hereinzukommen.

FRAU

> Anstatt nur so dumm herumzustehen, könntest du mir doch eigentlich einmal den Rücken einseifen …

Der Mann wirft seine Kleidung ab und stellt sich mit unter die Dusche.

Mögliche Logikschwächen in der Handlung (z.B. *Wie kommt der Spanner ins Haus hinein?*) sollten bei dem Rollenspiel unberücksichtigt bleiben.

Soll der Spanner nicht mit unter die Dusche, kann ihn die Frau mit dem Hinweis hinein bitten, dass er von drinnen einen noch besseren Blick auf sie werfen kann. Beide Versionen haben ihren Reiz.

Scriptänderungen und –erweiterungen je nach persönlichem Geschmack!

Rollenspiel Nr. 58 - **Script notwendig | Rollenumkehr möglich**

Koch und Apprentis

HANDLUNG

In der Küche herrscht wieder einmal Stress. Alles muss gleichzeitig fertig werden. Der weibliche Lehrling stellt sich darüber hinaus auch noch dumm an. Zeit, ihr einmal richtig die Leviten zu lesen. Spätestens bei dem Satz *‚Was kannst du denn dann überhaupt?'* zeigt sie es ihm ...

LOCATION

Küche

KOSTÜME

Apprentis: Weiße Hose, weißes T-Shirt, Schürze

Maître: Weiße Bekleidung, Kochmütze

TIPPS

Achtung: In der Küche lauern viele Gefahren, auf die wir aufpassen sollten (heißer Herd, Messer, ...)

SZENENSTARTER

Der folgende Script-Ausschnitt kann als Grundlage für ein eigenes Script dienen. Wir starten mitten in der Szene:

Mehrere Bestellungen sind gleichzeitig in der Küche des Edelrestaurants eingegangen. Jetzt wird von allen Mitarbeitern vollste Konzentration gefordert. Sogar der Maître selbst legt Hand an. Zusammen mit einem weiblichen Kochlehrling wird das Gemüse egalisiert (auf gleiche Länge gebracht).

MAÎTRE

Was habe ich dir gesagt? Egalisieren. Auf gleiche Länge bringen. Ist das so schwer?

APPRENTIS

Ich habe da einfach nicht so das Auge dafür.

MAÎTRE

Oh Mann, was kannst du überhaupt?

APPRENTIS

Was ich kann? Ich kann dir zum Beispiel einen Blowjob geben, den du so schnell nicht vergessen wirst.

MAÎTRE

Und was machen wir mit unserem Gemüse?

Das Gemüse kann zum Beispiel an den Sous-Chef zum egalisieren übergeben werden …

Wird dieses Rollenspiel im Zuge der tatsächlichen Essenszubereitung gespielt, ist es sehr realitätsnah …

Scriptänderungen und –erweiterungen je nach persönlichem Geschmack!

Rollenspiel Nr. 59 - **Script nicht zwingend**

Der Samenspender

HANDLUNG

ER möchte sein karges Gehalt aufbessern und verdingt sich als Samenspender. Er bekommt von der Mitarbeiterin ein Gefäß und eine Pornozeitschrift. Nach einiger Zeit sieht die Frau nach dem Rechten. Der Mann hat Probleme und bittet die Mitarbeiterin, ihm eine helfende Hand zu leihen ...

LOCATION

Badezimmer

KOSTÜME

Mitarbeiterin: Schwesternuniform oder Weiße Bekleidung (Rock)

Samenspender: Jeans, Shirt

TIPPS

Wenn dieses Rollenspiel richtig durchgespielt werden soll, gibt es einen reinen Handjob bis zum Happy End.

SZENENSTARTER

Der folgende Script-Ausschnitt kann als Grundlage für ein eigenes Script dienen. Wir starten mitten in der Szene:

Er hat von der Mitarbeiterin in der Samenbank ein kleines Gefäß und eine Pornozeitschrift bekommen und sich in einen separaten Raum zurückgezogen. Einige Zeit ist vergangen, als es leise klopft.

MANN

Ja, was ist?

MITARBEITERIN

Ist alles in Ordnung?

MANN (seufzend)

Hm, nicht wirklich. Ich bräuchte Hilfe.

MITARBEITERIN

Was meinen Sie mit ‚Hilfe'?

MANN

Na ja, Hilfe eben.

Die Mitarbeiterin öffnet die Tür und sieht ihn mit heruntergelassenen Hosen. Natürlich weiß sie genau, wie man in dieser Situation professionelle Hilfe geben kann.

Selbstverständlich ist es der Mitarbeiterin strikt untersagt, diese Art der Hilfe zu geben, aber der junge Mann tut ihr leid, scheint er doch das Geld dringend zu benötigen. Also wird für eine (kurze, schnelle) Befriedigung gesorgt.

Scriptänderungen und –erweiterungen je nach persönlichem Geschmack!

Rollenspiel Nr. 60 - **Script nicht zwingend**

Das chinesische Essen

HANDLUNG

Der China-Imbiss liefert das Essen an die Haustür. Die Frau öffnet. Leider reicht das Geld nicht. Es muss ein anderes Arrangement getroffen werden. Jetzt aber schnell, bevor das Essen kalt wird, oder ihr Mann, der beim Fernsehen sitzt, etwas mitbekommt ...

LOCATION

Flur, Haustür

KOSTÜME

Frau: Legere Hauskleidung

Lieferant: Jeans, Shirt

TIPPS

Vorher fährt der Mann (Lieferant) zum China-Imbiss und kauft ein. Das erhöht die Vorfreude der Frau und man hat danach gleich etwas zu essen ...

SZENENSTARTER

Der folgende Script-Ausschnitt kann als Grundlage für ein eigenes Script dienen. Wir starten mitten in der Szene:

Es klingelt und die Frau öffnet die Haustür. Draußen steht der Mitarbeiter vom China-Bringdienst.

LIEFERANT

Hier ist Ihre Bestellung. Und hier ist die Rechnung.

FRAU

Ich habe eben gar kein Geld hier. Können wir anschreiben?

LIEFERANT

Chef sagt, anschreiben nicht gut.

FRAU

Pass auf. Ich mache dir einen Vorschlag. Du darfst mir einmal unter den Rock und in die Bluse fassen und wir sind quitt.

LIEFERANT

Konfuzius sagt: Nur anfassen ist wie Rede ohne Sinn - führt zu nichts.

FRAU

Also gut. Ein Quickie gleich hier im Eingang. Aber leise sein!

Und wenn es nur ein Quickie ist, bleibt das Essen auch noch schön warm ...

Scriptänderungen und –erweiterungen je nach persönlichem Geschmack!

Rollenspiel Nr. 61 - **Script sinnvoll**

Der Pizzamann

HANDLUNG

Die frische Pizza wird geliefert. Die Frau öffnet und der Pizzamann öffnet die Verpackung ein wenig. Der Karton besitzt am Boden ein Loch, durch das sein bestes Stück zu sehen ist. Wofür wird sich die Frau entscheiden? Pizza oder ‚Wurst' … ?

LOCATION

Flur, Haustür

KOSTÜME

Frau: Legere Hauskleidung

Lieferant: Jeans, Shirt

TIPPS

Natürlich ist die Pizza kalt (man will sich ja nichts verbrennen). Die Vorfreude auf das Rollenspiel sollte ausreichen, um in der Pizzapackung eine gute Figur zu machen.

SZENENSTARTER

Der folgende Script-Ausschnitt kann als Grundlage für ein eigenes Script dienen. Wir starten mitten in der Szene:

Es klingelt und die Frau öffnet die Haustür. Draußen steht der Pizza-Bringdienst.

LIEFERANT

Ist das hier richtig? Haben Sie die *Pizza Speziale* unseres Hauses bestellt?

FRAU

Ja, das ist richtig.

LIEFERANT

Und hatten Sie schon einmal unsere Spezialität?

FRAU

Nein, noch nie. Aber ich habe von einer Freundin nur Gutes darüber gehört.

LIEFERANT

Na dann würde ich sagen: Guten Appetit.

Der Lieferant öffnet die vor seinem Bauch gehaltene Verpackung ein wenig und die Frau geht vor ihm auf die Knie, um von der Leckerei zu probieren.

Entgegen dem China-Imbiss Rollenspiel ist hier die Geld-Problematik nicht entscheidend. Wer möchte, kann sich das ‚Extra' in der Pizza aber auch bezahlen lassen. Hier sind vielfältige Kombinationsmöglichkeiten möglich.

Scriptänderungen und –erweiterungen je nach persönlichem Geschmack!

Rollenspiel Nr. 62 - **Script sinnvoll | Rollenumkehr möglich**

Die Zechprellerin

HANDLUNG

Der Ober hat die Kundin mit Speisen und Getränken bewirtet. Das Essen ist beendet und nun steht sie auf, um das Lokal zu verlassen – ohne zu bezahlen. Der Ober stellt sie zur Rede und es zeigt sich, dass sie nicht bezahlen kann. Ihr bleibt nun die Wahl, das Essen mit Abwaschen abzuarbeiten, oder den Ober anderweitig zu überzeugen, dass er nicht die Polizei rufen muss ...

LOCATION

Esszimmer

KOSTÜME

Frau: Kleid

Ober: Schwarze Hose, weißes Hemd

TIPPS

Der Ober sollte erst recht spät mit der Möglichkeit einer sexuellen Gefälligkeit herausrücken ...

SZENENSTARTER

Der folgende Script-Ausschnitt kann als Grundlage für ein eigenes Script dienen. Wir starten mitten in der Szene:

```
Eine Frau isst an einem Tisch eine Mahlzeit. Nachdem
sie fertig ist, kommt der Ober mit der Rechnung.

                    FRAU

      Hui - das ist ja doch etwas mehr geworden,
      als ich erwartet habe.

                    OBER

      Heißt das, dass Sie nicht bezahlen können?

                    FRAU

      Ich fürchte ja.

                    OBER

      Nun, für diese Fälle haben wir zwei
      Möglichkeiten: Sie können Ihre Schulden in
      der Spülküche abarbeiten, oder wir rufen die
      Polizei. Sie haben die Wahl.

                    FRAU

      Ich sehe da vielleicht noch eine dritte
      Möglichkeit …
```

Jetzt ist es an der Frau, den Ober von den Vorzügen ihrer Wahlmöglichkeit zu überzeugen. Immerhin hat sie ein komplettes Menü abzuarbeiten … und zwar nicht in der Spülküche.

Scriptänderungen und –erweiterungen je nach persönlichem Geschmack!

Rollenspiel Nr. 63 - **Script unbedingt notwendig**

Das Interview

HANDLUNG

Ein Reporter soll das Starlet interviewen. Er lässt dabei durchscheinen, dass er nicht allzu viel von ihrem Talent hält. Sie braucht aber unbedingt eine gute Presse für ihre weitere Karriere. Also macht sie sich daran, ihn zu überzeugen ...

LOCATION

Wohnzimmer, Arbeitszimmer

KOSTÜME

Starlet: Aufreizendes Kleid(chen), blonde Perücke

Reporter: Jeans, Hemd, Jacke

TIPPS

In das Script gehören einige anzügliche Bemerkungen und Antworten hinein, die den Reporter auf die richtige Spur bringen.

SZENENSTARTER

Der folgende Script-Ausschnitt kann als Grundlage für ein eigenes Script dienen. Wir starten mitten in der Szene:

Reporter und Starlet sitzen sich gegenüber.

REPORTER

Was sagen Sie zu Kritikern, die Sie als ‚weitgehend talentlos' bezeichnen?

STARLET

Diesen Leuten kann ich eigentlich nur etwas von meinem Talent zeigen.

Sie grinst ihn verschmitzt an und rückt ihren Ausschnitt so zurecht, dass man etwas mehr sehen kann.

REPORTER

Genau das wird Ihnen ja immer vorgeworfen, dass Sie oberflächlich wären.

STARLET

Sehen Sie mir mal ganz tief in die Augen oder noch etwas tiefer und dann sagen Sie mir, dass ich oberflächlich bin.

Sie zeigt extra viel Bein, als der Reporter sie mustert.

Langsam wird dem Reporter klar, worauf das Starlet hinaus will. Er ist dieser Entwicklung nicht abgeneigt und beginnt freundlichere Fragen zu stellen. Je offensichtlicher sie sich ihm anbietet, desto wohlwollender werden seine Fragen.

Scriptänderungen und –erweiterungen je nach persönlichem Geschmack!

Rollenspiel Nr. 64 - **Script sinnvoll**

Der Fernsehtechniker

HANDLUNG

Ein Fernsehtechniker ist dabei, in der Wohnung einer Frau den neuen Fernseher einzustellen. Leider gibt es Probleme und er empfängt bei allen Einstellungen nur einen Pornokanal. Hier besteht Erklärungsbedarf ...

LOCATION

Wohnzimmer

KOSTÜME

Frau: Hauskleid

Fernsehtechniker: Jeans, Hemd

TIPPS

Um das Rollenspiel richtig ins Laufen zu bringen, sollte (per DVD) nebenbei natürlich ein Porno laufen (der versehentlich eingestellt wurde).

SZENENSTARTER

Der folgende Script-Ausschnitt kann als Grundlage für ein eigenes Script dienen. Wir starten mitten in der Szene:

```
Der Fernsehtechniker kniet vor dem Fernseher und
will die Programme einstellen. Plötzlich läuft ein
Porno. Trotz aller Bemühungen kann kein anderer
Sender eingestellt werden.

                         FRAU

      Was ist das denn?

                   FERNSEHTECHNIKER

      Da bin ich momentan auch überfragt. Offenbar
      gibt es ein Problem mit der Senderzuordnung.
      Warten Sie, ich schalte erst einmal alles
      ab.

                         FRAU

      Nun mal nicht so schnell. Ist ja schließlich
      auch recht interessant …

Sie lächelt den Techniker vielsagend an.

                     FRAU (CONT'D)

      Was halten Sie davon: Wir setzen uns jetzt
      erst einmal ganz gemütlich zusammen auf die
      Couch und sehen uns an, was Sie da so
      eingestellt haben.
```

Der Techniker kann sich jetzt gleich zu ihr setzen, oder er stellt den Fernseher noch weiter ein. Die Frage der ‚Gegenwehr' ist das zentrale Element dieses Rollenspiels und kann entsprechend ausgeweitet werden.

Scriptänderungen und –erweiterungen je nach persönlichem Geschmack!

Rollenspiel Nr. 65 - **Script sinnvoll**

Der Wissenschaftler

HANDLUNG

Ein verrückter Wissenschaftler hat eine Frau gefangen genommen und will an ihr seinen neu entwickelten Mechanismus zur Gedankenkontrolle ausprobieren, um sie sexuell gefügig zu machen. Das Gerät funktioniert natürlich nicht, aber die Frau spielt mit, um eine gute Fluchtmöglichkeit zu erhalten.

LOCATION

Labor (Garage oder Kellerraum)

KOSTÜME

Frau: Kleid

Wissenschaftler: Stoffhose, Hemd, Laborkittel

TIPPS

Ein Gedankenkontrollgerät ist in jedem Fall eine Maschine, die dem Opfer auf den Kopf gesetzt wird. Dies kann vom Nudelsieb bis zu Antennen (Karneval) alles sein.

SZENENSTARTER

Der folgende Script-Ausschnitt kann als Grundlage für ein eigenes Script dienen. Wir starten mitten in der Szene:

```
Die gefangene Frau sitzt auf einem Stuhl, während
der verrückte Wissenschaftler ihr seinen Gedanken-
kontrollapparat aufsetzt und er dann zu sich selbst
spricht.

                    WISSENSCHAFTLER

      Ich werde sie meinem Willen unterwerfen.
      Niemand wird in der Lage sein, mir zu
      widerstehen. Muhahahaha …

Er geht zum Steuergerät und drückt einen Knopf.

                WISSENSCHAFTLER (CONT'D)

      Dies wird sie mir sexuell hörig machen.

                     (an die Frau)

      Zieh dich aus und mach die Beine breit.

Die Frau zieht sich aus und spreizt die Beine.

                WISSENSCHAFTLER (CONT'D)

      Es funktioniert … es funktioniert!
```

Natürlich ist die Frau bei vollem Bewusstsein und spielt nur, dass das Gerät wirkt. Noch sieht sie keine Chance zur Flucht, also muss sie den weiteren Anweisungen des verrückten Wissenschaftlers folgen, um keinen Verdacht zu erregen. Der Wissenschaftler probiert natürlich aus, wie weit er gehen kann, bevor sein Mechanismus versagt …

Scriptänderungen und –erweiterungen je nach persönlichem Geschmack!

Rollenspiel Nr. 66 - **Script sinnvoll**

Der Golflehrer

HANDLUNG

Der Golflehrer gibt der reichen und verwöhnten (aber vernachlässigten) Frau eine private Unterrichtsstunde. Heute geht es um den richtigen Schwung. Und dabei steht der Lehrer direkt hinter der Schülerin.

LOCATION

Rasen

KOSTÜME

Frau: Kurzes weißes Kleid

Golflehrer: Poloshirt, Stoffhose, Sportschuhe

TIPPS

Es ist egal, ob wir ein günstiges Schlägerset im eigenen Garten benutzen, oder in einem Golfverein eine ‚Schnupperstunde' nutzen, bei der uns Schläger und Bälle zur Verfügung gestellt werden.

SZENENSTARTER

Der folgende Script-Ausschnitt kann als Grundlage für ein eigenes Script dienen. Wir starten mitten in der Szene:

```
Die Golfstunde ist im Gange. Der weite Abschlag mit
einem Holz wird geübt. Der Golflehrer steht direkt
hinter der Schülerin.

                    GOLFLEHRER

      Die Beine etwas weiter auseinander. Jetzt
      etwas nach vorn beugen … Noch ein kleines
      bisschen …

Der Golflehrer berührt jetzt mit seinem Becken den
Hintern der Schülerin. Man merkt, dass er sich in
dieser Lage sehr wohl fühlt.

                    SCHÜLERIN

      Und jetzt?

                    GOLFLEHRER

      Jetzt den Ball ansehen, dann das angestrebte
      Ziel, Schwung holen und kräftig durchziehen.

Die Schülerin handelt entsprechend, aber der Schlag
misslingt.

                GOLFLEHRER (CONT'D)

      Beug dich noch weiter vor …
```

Das ganze Spiel basiert darauf, dass immer mehr eine eindeutige Stellung eingenommen wird und die Schülerin den Lehrer zu spüren beginnt. Nach erster Entrüstung kann sie nach und nach seinem Verlangen nachgeben.

Scriptänderungen und –erweiterungen je nach persönlichem Geschmack!

Rollenspiel Nr. 67 - **Script wichtig**

Priester und Sünderin

HANDLUNG

Die Sünderin kommt zur Beichte zum Priester. Sie erzählt ihm von ihren Verfehlungen, die sich der Priester mit Erstaunen anhört. Neben der ‚normalen' Absolution bietet dieser Priester auch noch eine ‚Schnellabsolution' an ...

LOCATION

Beichtstuhl (Set)

KOSTÜME

Sünderin: Knielanger Rock, hochgeschlossene Bluse

Priester: Schwarze Bekleidung, Kollar (weißer Kragen)

TIPPS

Der ‚Beichtstuhl' sollte einerseits einen direkten Kontakt verhindern und andererseits eine gewisse Einschränkung der Sicht bieten. Auf diese Weise lassen sich die ‚Sünden' am besten beichten.

SZENENSTARTER

Der folgende Script-Ausschnitt kann als Grundlage für ein eigenes Script dienen. Wir starten mitten in der Szene:

Priester und Sünderin sitzen sich im Beichtstuhl gegenüber. Die Sicht aufeinander ist eingeschränkt.

PRIESTER

Nun, mein Kind, was möchtest du beichten?

SÜNDERIN

Vater, ich habe gesündigt in Worten und in Taten. Ich habe … *(lange Aufzählung verschiedener schwerer sexueller Sünden)*

PRIESTER

Das ist ja mehr, als ich erwartet habe. Da wird die Absolution nicht so einfach zu erteilen sein.

SÜNDERIN

Oh nein, gibt es gar keine Möglichkeit?

PRIESTER

Nun, seit dem Umbau des Beichtstuhls gibt es für derartig schwere Fälle die Möglichkeit der 5-Minuten-Absolution …

Er steht auf, fingert an seiner Hose herum und öffnet eine kleine runde Klappe, während die Sünderin in ihrem Teil der Kabine auf die Knie geht.

Hier kommt es zu einem Blowjob durch ein sogenanntes ‚Gloryhole'.

Scriptänderungen und –erweiterungen je nach persönlichem Geschmack!

Rollenspiel Nr. 68 - **Script sinnvoll | Rollenumkehr möglich**

Der Parksünder

HANDLUNG

Der Mann hat wieder einmal falsch geparkt und kommt gerade zu seinem Auto zurück, als die Politesse das Knöllchen fertig macht. Wie wird er sich aus der Affäre ziehen – und womit lässt sich die Beamtin ‚bestechen'?

LOCATION

Straße, Parkplatz oder eigene Einfahrt (ggf. Garage)

KOSTÜME

Politesse: Rock, Bluse, Digitalkamera, Notizblock

Falschparker: Jeans und Shirt

TIPPS

Achtung: Wenn unsere ‚Politesse' außerhalb des Karnevals Falschparker aufschreibt, kann dies als Amtsanmaßung ausgelegt werden. Besser ist es, das Rollenspiel in kontrollierter Umgebung durchzuführen. Beispielsweise kann man auch in der eigenen Garage ‚falschparken'.

SZENENSTARTER

Der folgende Script-Ausschnitt kann als Grundlage für ein eigenes Script dienen. Wir starten mitten in der Szene:

Die Politesse steht neben einem falsch parkenden Auto und schreibt gerade einen Strafzettel aus, als der Besitzer des Fahrzeugs angerannt kommt.

FALSCHPARKER

Ich war nur ganz kurz weg.

POLITESSE

Und ich schreibe Sie nur ganz kurz auf.

FALSCHPARKER

Nein, ganz im Ernst. Ich habe hier absichtlich geparkt, um einen Aufhänger für ein Gespräch mit Ihnen zu bekommen. Ich habe sie vorhin gesehen und finde Sie umwerfend.

POLITESSE

Ich höre weiter …

FALSCHPARKER

Ich würde mich zu gern ein wenig mit Ihnen unterhalten, Sie kennenlernen … vielleicht auf dem Rücksitz auf einem einsamen Waldweg? Was meinen Sie?

Noch ziert sich die Politesse …

Knöllchen oder nicht, ist dann schließlich von seinem Verhalten auf dem Waldweg abhängig.

Scriptänderungen und –erweiterungen je nach persönlichem Geschmack!

Rollenspiel Nr. 69 - **Script sinnvoll | Rollenumkehr möglich**

Der Barkeeper

HANDLUNG

Eine Frau ist der letzte Gast in einer Bar. Sie macht sich schon den ganzen Abend erfolglos an den Barkeeper heran. Jetzt versucht sie einen letzten Anlauf, bevor die Bar schließt. Ob es funktioniert?

LOCATION

Kellerbar, Partyraum oder Küche (mit Tresen)

KOSTÜME

Barkeeper: Schwarze Hose, weißes Hemd

Gast: Rock, Bluse, Handtasche

TIPPS

Eine eigene Bar (sofern nicht bereits vorhanden) können wir leicht mit einigen Gläsern und Flaschen herstellen. Noch ein Schälchen mit Erdnüssen dazu und im Hintergrund eine CD mit typischer Barmusik (oder Jazz) laufen lassen und die Illusion ist perfekt. Dieses Mal muss die Frau ‚baggern' ...

SZENENSTARTER

Der folgende Script-Ausschnitt kann als Grundlage für ein eigenes Script dienen. Wir starten mitten in der Szene:

Barkeeper und Frau sind am späten Abend allein in der Bar. Alle anderen Gäste sind bereits gegangen.

FRAU

Was machen Sie heute Abend noch?

BARKEEPER

Kommt darauf an, wann ich heute rauskomme.

FRAU

Das heißt?

BARKEEPER

Wenn es noch früh genug ist, gehe ich noch ins Kino, wenn es später wird, nach Hause ins Bett.

FRAU

Ich war schon lange nicht mehr im Kino und noch länger nicht mit dir im Bett …

Wie lange es dauert, bis der Barkeeper den Anmachversuchen der Frau standhält, sollte von der Qualität der Anmache abhängig gemacht werden. Die Frau sollte sich (allein) ein gutes Script zurechtlegen, so dass sie auch nach mehreren Absagen immer noch einen weiteren Ansatzpunkt verfolgen kann. Der Mann (Barkeeper) dagegen sollte nicht zu streng ablehnen …

Scriptänderungen und –erweiterungen je nach persönlichem Geschmack!

Rollenspiel Nr. 70 - **Script nicht zwingend**

Klassenfahrt

HANDLUNG

Ein Lehrer und eine Lehrerin übernachten während einer Klassenfahrt mit ihren Schülern in einer Herberge. Sie kennen sich schon eine Weile und wollen die Gelegenheit nutzen, um Sex zu haben. Das Problem: Die Schüler dürfen nichts mitbekommen und hier haben die Wände Ohren ...

LOCATION

Schlafzimmer

KOSTÜME

Lehrer: Pyjamahose

Lehrerin: Kurzes Nachthemd

TIPPS

Es geht auch anders herum: Während der Klassenfahrt wollen Schüler und Schülerin etwas miteinander anfangen und die Lehrer dürfen nichts mitbekommen. Wie auch immer: Alles muss sehr leise gemacht werden ...

SZENENSTARTER

Der folgende Script-Ausschnitt kann als Grundlage für ein eigenes Script dienen. Wir starten mitten in der Szene:

Die Lehrerin liegt in der Herberge im Bett, als sich die Tür leise öffnet.

LEHRERIN

Melanie, jetzt reicht's aber. Geh endlich zu deinen Klassenkameradinnen ins Zimmer!

LEHRER

Ich bin's.

LEHRERIN

Bist du wahnsinnig? Überall laufen noch die Schüler herum.

LEHRER

Mich hat keiner gesehen oder gehört. Da bin ich sicher. Aber wenn du nicht willst …

LEHRERIN

Das hab ich nicht gesagt. Komm schnell rein und sei um Himmels Willen leise.

Der Lehrer schleicht auf Zehenspitzen zum Bett der Lehrerin und verschwindet unter ihrer Decke.

Vorspiel und der Sex selbst müssen sehr leise stattfinden. Zwischendurch erstarren beide immer wieder beim leisesten Geräusch, nur um dann wieder vorsichtig weiter zu machen.

Scriptänderungen und –erweiterungen je nach persönlichem Geschmack!

Rollenspiel Nr. 71 - **Script sinnvoll**

Der Förster

HANDLUNG

Eine Frau geht im Wald spazieren und betritt dabei unwissentlich ein Schutzgebiet, in das der Eintritt verboten ist. Sie wird vom Förster beobachtet und zur Rede gestellt. Um einer Strafe zu entgehen, hat der Förster einen Vorschlag ...

LOCATION

Wald

KOSTÜME

Förster: Grüne Hose, braune Jacke, Stiefel

Spaziergängerin: Kleid, kleiner Rucksack, Wanderschuhe

TIPPS

Im Rucksack der Spaziergängerin befindet sich eine Decke, auf der sie ‚Rast' machen kann.

SZENENSTARTER

Der folgende Script-Ausschnitt kann als Grundlage für ein eigenes Script dienen. Wir starten mitten in der Szene:

```
Eine Frau wandert durch den Wald. Von einem Hochsitz
aus wird sie von einem Jäger beobachtet. Als sie
direkt am Hochsitz vorbeikommt, spricht er sie an.

                        JÄGER

     Was machen Sie denn hier?

            SPAZIERGÄNGERIN (erschrocken)

     Mann, haben Sie mich erschreckt!

                        JÄGER

     Sie befinden sich hier in einer Jagd. Sie
     dürfen hier gar nicht langgehen. Haben Sie
     denn die Schilder nicht gesehen?

                   SPAZIERGÄNGERIN

     Nein, ich habe keine Schilder gesehen.

                        JÄGER

     Ja, so einfach kann ich Sie jetzt nicht
     gehen lassen. Das ist viel zu gefährlich.
```

Wie es von hier aus weitergeht, ist von der ‚Gefahr' abhängig. Vielleicht sind andere Jäger gerade auf der Jagd, oder ein Rudel Wildschweine treibt sein Unwesen. So oder so muss die Spaziergängerin mit auf den Hochsitz kommen. Dort kann ihr der Jäger alles noch einmal genau erklären und sie kann sich für die Hilfe entsprechend bedanken.

Scriptänderungen und –erweiterungen je nach persönlichem Geschmack!

Rollenspiel Nr. 72 - **Script sinnvoll**

Der Entwickler

HANDLUNG

Ein Forscher hat einen neuen, futuristischen Dildo entwickelt. Die Frau ist seine Mitarbeiterin, die sich für Testzwecke freiwillig zur Verfügung gestellt hat. Nachdem der Prototyp fertig ist, geht es ans Testen ...

LOCATION

Labor (Schlafzimmer)

KOSTÜME

Entwickler: Jeans und Hemd, weißer Kittel

Mitarbeiterin: Laborkittel, darunter nichts

TIPPS

Im Vorfeld sollte ein möglichst futuristisch aussehender Dildo gekauft werden, um eine erste Gesprächsgrundlage für den folgenden Einsatz zu haben. Der Einsatz selbst läuft dann zunächst sehr wissenschaftlich und geplant ab. Notizen machen nicht vergessen!

SZENENSTARTER

Der folgende Script-Ausschnitt kann als Grundlage für ein eigenes Script dienen. Wir starten mitten in der Szene:

Die Mitarbeiterin sitzt am Bettrand und beschreibt zunächst ihren ersten Eindruck vom neuen Dildo. Der Entwickler macht sich Notizen.

MITARBEITERIN

Er liegt gut in der Hand, das Gewicht ist ausgewogen und er ist in Dicke und Länge im oberen Mittelfeld angesiedelt.

Sie setzt sich jetzt auf das Bett (Füße oben) und öffnet ihren Laborkittel, unter dem sie nackt ist.

MITARBEITERIN (CONT'D)

Ich beginne jetzt, den Dildo einzuführen.

ENTWICKLER

Sagen Sie genau, was Sie spüren!

MITARBEITERIN

Es beginnt mit einer sehr angenehmen Anfangsrundung. Die Noppen sind gut platziert und erfüllen ihren Zweck.

Während sie die weiteren Eindrücke genau beschreibt, macht sich der Entwickler eifrig Notizen.

Es bleibt nicht aus, dass die Mitarbeiterin den Dildo richtig benutzt und ihre Angaben immer undeutlicher werden. Rückfragen des Entwicklers werden schließlich ignoriert …

Scriptänderungen und –erweiterungen je nach persönlichem Geschmack!

Rollenspiel Nr. 73 - **Script sinnvoll**

Vampir und Opfer

HANDLUNG

Ein Vampir dringt in das Schlafzimmer der Frau ein. Sie schläft zunächst, wacht dann aber auf, bevor es zum Biss kommt. Der Vampir versucht sie zu überzeugen, dass sein Biss nur Vorteile bringt.

LOCATION

Schlafzimmer

KOSTÜME

Vampir: Schwarze Bekleidung, Umhang, Vampirzähne

Frau: Nachthemd

TIPPS

Soll der Vampir entsprechende Zähne tragen, muss darauf geachtet werden, dass auch mit den Zähnen eine gute Kommunikation möglich ist. Billige Vampirzähne machen das Sprechen häufig sehr schwierig oder die Sprache komplett unverständlich.

SZENENSTARTER

Der folgende Script-Ausschnitt kann als Grundlage für ein eigenes Script dienen. Wir starten mitten in der Szene:

Der Vampir steht am Kopfende des Bettes neben der Frau, die aufgewacht ist, bevor es zum Biss kam.

VAMPIR

Aber du kannst Unsterblichkeit erlangen. Ist das etwa nichts?

FRAU

Und stattdessen darf ich nie wieder in die Sonne? Ich liebe die Sonne!

VAMPIR

Du fühlst auch nie wieder Schmerzen!

FRAU

Und stattdessen trinke ich nur noch Blut?

VAMPIR

Ja, so ist es nun einmal. Wir saugen Blut!

FRAU

Und ich sauge etwas ganz anderes …

Ab hier kann die Frau dem Vampir zeigen, dass auch sie etwas von ihrem Handwerk versteht! Der Vampir sollte versuchen während dieser Zeit seine leicht überhebliche Art zu behalten. Übrigens: Mit etwas ‚blasser' Schminke nimmt man dem Vampir seine Sonnenphobie noch eher ab!

Scriptänderungen und –erweiterungen je nach persönlichem Geschmack!

Rollenspiel Nr. 74 - **Script sinnvoll**

Der Trauerredner

HANDLUNG

Ein (nicht-kirchlicher) Trauerredner besucht die Witwe, um die Grabrede durchzusprechen. Neben den normalen Anekdoten aus dem Leben des Verstorbenen, weist sie auch explizit auf seine sexuellen Vorlieben hin. Der Trauerredner geht gern auf die Erzählungen ein ...

LOCATION

Wohnzimmer

KOSTÜME

Witwe: schwarze Bekleidung

Trauerredner: Schwarzer Anzug, schwarze Krawatte

TIPPS

Das Treffen zwischen Witwe und Trauerredner findet bei einer Tasse Kaffee ganz zwanglos statt. Entsprechend zwanglos können auch die sexuellen Vorlieben des Verstorbenen nachgespielt werden.

SZENENSTARTER

Der folgende Script-Ausschnitt kann als Grundlage für ein eigenes Script dienen. Wir starten mitten in der Szene:

Trauerredner und Witwe sitzen nebeneinander auf der Couch und sehen sich einige Bilder an.

WITWE

Und hier sieht man ihn, wie er mich von hinten nimmt. Das war seine bevorzugte Stellung.

TRAUERREDNER

Sind Sie sicher, dass das in die Trauerrede einfließen sollte?

WITWE

Stimmt. Immerhin waren die Budapester Beinschere und die Schildkröte genauso beliebt bei ihm.

TRAUERREDNER

Die was?

WITWE

Budapester Beinschere? Warten Sie, ich zeige es Ihnen einmal …

Von hier an beginnt ein Stellungsmarathon, der alle Stellungen, die dem Verflossenen lieb und teuer waren beinhaltet. Ob die Erwähnung dieser Vorlieben schließlich Einzug in die Trauerrede hält, ist vom weiteren Verlauf des Scripts abhängig.

Rollenspiel Nr. 75 - **Script notwendig**

Das Diktat

HANDLUNG

Die Rechtsanwaltsgehilfin nimmt bei ihrem Chef ein Diktat auf. Dabei geht es um einen Fall, bei dem es zu expliziten sexuellen Handlungen gekommen ist. Sie wird durch die Schilderungen stark erregt. Dies bleibt auch dem Rechtsanwalt nicht verborgen ...

LOCATION

Arbeitszimmer

KOSTÜME

Rechtsanwaltsgehilfin: Kurzes Kostüm, Brille

Rechtsanwalt: Anzug

TIPPS

Am besten funktioniert das ‚Aufheizen' der Situation, wenn die Gehilfin bestimmte, besonders anzügliche Sätze wiederholen muss, damit ihr Chef sehen kann, ob sie bis dahin mit dem Diktat richtig mitgekommen ist.

SZENENSTARTER

Der folgende Script-Ausschnitt kann als Grundlage für ein eigenes Script dienen. Wir starten mitten in der Szene:

Das Diktat ist im Gange und es um die Beschreibung der sexuellen Handlungen des Angeklagten.

RECHTSANWALT

Und ich zitiere. Er legte seine Handflächen auf die Innenseiten meiner Schenkel und bewegte sie langsam nach oben. Ich spreizte die Beine immer weiter … Haben Sie das?

RECHTSANWALTSGEHILFIN

… und spreizte die Beine immer weiter.

RECHTSANWALT

Dann drehte er mich um und zog mein Gesäß zu sich hoch. Seine Hand rutschte von unten zwischen den Beinen bis in den Schritt.

Die RA-Gehilfin ist offensichtlich von der Schilderung angetörnt. Sie fasst sich durch die Haare und atmet immer schwerer.

RECHTSANWALTSGEHILFIN

… bis in den Schritt.

Sie blickt ihrem Chef tief in die Augen …

Wie lange die Schilderungen noch weitergehen, ist vom Rollenspiel abhängig. Wenn nötig, kann dieses Spielchen noch eine ganze Weile weitergeführt werden. Das Script sollte genügend Reserven bereitstellen.

Scriptänderungen und –erweiterungen je nach persönlichem Geschmack!

Rollenspiel Nr. 76 - **Script sinnvoll**

Der Sparberater

HANDLUNG

Die Frau hat einen Sparberater beauftragt, ihr Einsparungsmöglichkeiten in den Bereichen Strom und Heizung aufzuzeigen. Neben den klassischen Möglichkeiten (LED anstelle normaler Lampen), zeigt er ihr auch einige ganz spezielle Methoden, um sich an kalten Tagen ‚warm zu halten' ...

LOCATION

Wohnung, diverse Räume

KOSTÜME

Frau: Rock, Bluse

Sparberater: Stoffhose, Hemd

TIPPS

Viele Dinge müssen notiert werden – unter anderem auch die Schlafgewohnheiten (natürlich nur wegen der nächtlichen Absenkung der Raumtemperatur).

SZENENSTARTER

Der folgende Script-Ausschnitt kann als Grundlage für ein eigenes Script dienen. Wir starten mitten in der Szene:

Sparberater und Frau sind im Schlafzimmer.

SPARBERATER

Hier gilt natürlich das Gleiche im Bezug auf die Lampen - alles auf LED umstellen. Zur Heizung: Wie schlafen Sie?

FRAU

Was meinen Sie? Ich schlafe gut.

SPARBERATER

Nein, ich meine, was tragen Sie, wenn Sie schlafen gehen.

Der Frau ist es offensichtlich unangenehm, Fremden intime Dinge von sich anzuvertrauen.

FRAU

Ich … äh … ich schlafe nackt.

SPARBERATER

Nach der besprochenen Absenkung der Raumtemperatur in der Nacht können Sie entweder ein dickes Nachthemd tragen, oder ich könnte Ihnen noch einen ganz einfachen Trick demonstrieren, wie Sie sich nachts warmhalten können …

Das vorgeschlagene ‚Warmhalten' funktioniert natürlich beim Sex, bei dem der Sparberater gern behilflich ist.

Scriptänderungen und –erweiterungen je nach persönlichem Geschmack!

Rollenspiel Nr. 77 - **Script nicht zwingend**

Der Bordellbesitzer

HANDLUNG

Das Bordell hat einen neuen Besitzer. Neben der Einrichtung gibt es auch eine Arbeitsplatzgarantie für die Mitarbeiterinnen – vorausgesetzt, sie können sich mit der neuen Geschäftsführung anfreunden ...

LOCATION

Personalraum (Küche)

KOSTÜME

Frau: Minirock, offenherzige Bluse, ggf. Perücke

Bordellbetreiber: Stoffhose, Hemd, Goldkettchen

TIPPS

Der neue Betreiber weiß genau, was er von seinen Mitarbeiterinnen will. Dennoch ist auch er anfällig für deren Reize ...

SZENENSTARTER

Der folgende Script-Ausschnitt kann als Grundlage für ein eigenes Script dienen. Wir starten mitten in der Szene:

```
Erstes Vorstellungsgespräch beim neuen Besitzer.

                    BORDELLBESITZER

      Und du bist die …

                         ANGEL

      Angel.

                    BORDELLBESITZER

      Ok. Zur Information: Ab sofort weht hier ein
      anderer Wind. Das ist keine Kuschelver-
      anstaltung mehr! Hier wird Geld gemacht!

                         ANGEL

      Was heißt das?

                    BORDELLBESITZER

      Das heißt, ich erwarte Leistung. Einen
      sauberen, schnellen und guten Fick, damit
      der Kunde gern zu uns zurückkommt. Und um
      sicherzugehen, dass du das auch leisten
      kannst, wird jetzt gleich erst einmal eine
      Runde mit mir gedreht, damit ich weiß, woran
      ich bei dir bin. Also Klamotten runter …
```

Der ‚Test-Sex' mit dem Bordellbesitzer wird mit einer gewissen beruflichen Distanz vollzogen. Es erfolgen Anweisungen an die Mitarbeiterin und Korrekturen, wenn es nicht wie gefordert läuft.

Scriptänderungen und –erweiterungen je nach persönlichem Geschmack!

Rollenspiel Nr. 78 - **Script sinnvoll**

Der Kandidat

HANDLUNG

Der neue Präsidentschaftskandidat empfängt die Spendensammlerin, die am meisten Geld für seinen Wahlkampf eingenommen hat. Schließlich verrät sie ihm ihr Geheimnis, wie sie so viel sammeln konnte ...

LOCATION

Wohnzimmer

KOSTÜME

Spendensammlerin: Rock, Bluse mit Wahlaufklebern

Kandidat: Anzug, Krawatte

TIPPS

Am besten funktioniert das Rollenspiel, wenn der Präsidentschaftskandidat von der Spendensammlerin regelrecht überrollt wird, wenn sie ihm ihre Sammelmethode erläutert.

SZENENSTARTER

Der folgende Script-Ausschnitt kann als Grundlage für ein eigenes Script dienen. Wir starten mitten in der Szene:

Der Präsidentschaftskandidat hat sich eine halbe Stunde freigehalten, um seine beste Spendensammlerin kennenzulernen.

KANDIDAT

Ich freue mich, Sie kennenzulernen. Sie haben es geschafft, mehr als das Doppelte an Spenden zu sammeln. Wow - vielen Dank! Verraten Sie mir ihr Geheimnis?

SPENDENSAMMLERIN

Mein Geheimnis? Nun ja, ich habe da ganz eigene Spendentarife. Bei Kleinspenden zeige ich meine Brüste. Für etwas mehr lasse ich mir an den Hintern fassen, wieder etwas mehr und es gibt einen Blowjob. Bei Großspenden wird gevögelt. So einfach ist das.

Der Kandidat hat während ihrer Aufzählung sein Portemonnaie herausgeholt und zählt Scheine ab.

SPENDENSAMMLERIN (CONT'D)

Aber nein. Sie brauchen doch nicht zu bezahlen. Ich unterstütze Ihre Kampagne doch gern. Was kann ich Ihnen denn Gutes tun?

KANDIDAT (lächelnd)

Ich bin ein Großspender …

Die Distanz zwischen einem Präsidentschaftskandidaten und der Spendensammlerin bleibt natürlich gewahrt!

Scriptänderungen und –erweiterungen je nach persönlichem Geschmack!

Rollenspiel Nr. 79 - **Script sinnvoll**

Spionin und Dr. Evil

HANDLUNG

Dr. Evil, der Superverbrecher, hat eine Spionin, die auf ihn angesetzt war, enttarnt und gefangen genommen. Was kann sie tun, um zu entkommen oder um Dr. Evil den entscheidenden Schlag zu versetzen?

LOCATION

Der geheime Unterschlupf (z.B. Garage, Keller, oder Wohnzimmer)

KOSTÜME

Spionin: Elegantes kurzes schwarzes Kleid

Dr. Evil: Anzug

TIPPS

Dr. Evil ist sehr eingenommen von seinen Ansichten. Er macht keine Fehler und seine Entscheidungen werden nie angezweifelt. Aber der Bösewicht hat auch eine ganz entscheidende Schwäche, die es auszunutzen gilt ...

SZENENSTARTER

Der folgende Script-Ausschnitt kann als Grundlage für ein eigenes Script dienen. Wir starten mitten in der Szene:

Die Spionin sitzt locker gefesselt auf einem Stuhl und muss sich minutenlang Eigenlob-Tiraden von Dr. Evil anhören (wie toll er ist, wie genial, …)

SPIONIN

Ich habe es verstanden. Sie sind der Größte und Beste. Ich sehe es ein!

DR. EVIL

Das ist gut zu hören, wird Sie aber dennoch nicht retten!

Dr. Evil macht sich an seiner Weltvernichtungsmaschine zu schaffen.

SPIONIN

Dann ist an den Gerüchten wohl gar nichts dran, oder?

DR. EVIL

Gerüchte?

SPIONIN

Na, an den Gerüchten, die sagen, Sie hätten es nicht so mit den Frauen …

Ein Egomane wie Dr. Evil kann so eine Behauptung natürlich nicht auf sich sitzen lassen. Also muss die Spionin für eine Demonstration herhalten, um die Gerüchte zu entkräften …

Scriptänderungen und –erweiterungen je nach persönlichem Geschmack!

Rollenspiel Nr. 80 - **Script zwingend**

Nachrichtensprecher

HANDLUNG

Der Nachrichtensprecher sitzt an seinem Schreibtisch und liest im Fernsehen die Nachrichten vor. Was niemand weiß oder sieht: Unter dem Schreibtisch macht sich die neue Praktikantin an ihm zu schaffen ...

LOCATION

Arbeitszimmer, Schreibtisch (von vorn nicht einsehbar)

KOSTÜME

Nachrichtensprecher: Hemd, Sakko, Krawatte

Praktikantin: Jeans und Bluse

TIPPS

Jeder weiß, dass Nachrichtensprecher bei heißer Witterung schon einmal in kurzen Hosen im Studio die Nachrichten verlesen haben. Aber was geschah tatsächlich unter dem Tisch? Und viel wichtiger: Wird der Sprecher die Nachrichten zu Ende bringen? Videoaufnahme empfohlen!!

SZENENSTARTER

Der folgende Script-Ausschnitt kann als Grundlage für ein eigenes Script dienen. Wir starten mitten in der Szene:

Der Nachrichtensprecher sitzt an seinem Schreibtisch. Für die Kamera sichtbar trägt er ein Hemd mit Krawatte und ein Jackett. Die Aufnahme läuft und er verliest die Nachrichten. Für die Kamera und damit auch den Zuschauer unsichtbar, macht sich die junge Praktikantin unter dem Schreibtisch an ihm zu schaffen.

NACHRICHTENSPRECHER

Ein Großfeuer in einem Bochumer Chemiewerk hat am gestrigen Mittwoch einen Millionenschaden verursacht. Menschen kamen, nach Angaben der Polizei, nicht zu Schaden. Die Ursache des Feuers, das seinen Ursprung in einer angrenzenden Lagerhalle hatte, ist noch nicht geklärt. Die Polizei geht jedoch von Brandstiftung aus. (…)

Während der Nachrichtensprecher eine Meldung nach der anderen verliest, gibt ihm die Praktikantin einen Blowjob. Wie lange kann der Nachrichtensprecher durchhalten und seine Meldungen weiter verlesen, ohne den Faden zu verlieren?

Für eine spätere ‚Auswertung' sollten wir dieses Rollenspiel unbedingt aufzeichnen. Mit einer kleinen Videokamera oder zur Not auch mit einem Smartphone lässt sich später nachverfolgen, wann dem Sprecher das Geschehen entglitten ist. Wichtig: Das Script sollte genügend Nachrichten enthalten, damit der Sprecher nicht fertig ist, bevor sie mit ihm ‚fertig' ist …

Scriptänderungen und –erweiterungen je nach persönlichem Geschmack!

Rollenspiel Nr. 81 - **Script sinnvoll**

Abhörstation

HANDLUNG

Zwei Spione (Mann und Frau) haben den Auftrag, einen Verdächtigen zu observieren. Sie haben ein Abhörmikrofon im Schlafzimmer installiert und können hören, was vor sich geht. Offensichtlich hat der Verdächtige gerade ‚Besuch' …

LOCATION

Kleiner Raum (verdunkelt)

KOSTÜME

Spion: Jeans und Hemd

Spionin: Rock und Bluse

TIPPS

Im Nebenraum wird ein Porno abgespielt, den die beiden ‚abhören' können. Es müssen Notizen gemacht werden und es muss ermittelt werden, was gerade genau vor sich geht. Für das Rollenspiel sollte ein neuer Porno gekauft werden, den beide Partner noch nicht kennen.

SZENENSTARTER

Der folgende Script-Ausschnitt kann als Grundlage für ein eigenes Script dienen. Wir starten mitten in der Szene:

```
Spion und Spionin sitzen in einem abgedunkelten
Raum und hören die Nachbarwohnung ab.

                VERDÄCHTIGE (v.o.)

     Sie sind für eine Woche weg. Wir haben das
     Haus für uns. Lass uns vögeln.

                VERDÄCHTIGER (v.o.)

     Ich dachte, du wolltest erst …

Geräusche sind zu hören, die vermuten lassen, dass
die Verdächtigen Sex haben. Spion und Spionin
notieren Zeit und Datum.

                     SPIONIN

     Klingt, als würde ihr Rock hochgeschoben.

                      SPION

     Ich weiß nicht recht. Schieb mal deinen Rock
     hoch zum Vergleich …

Sie schiebt ihren Rock hoch.

                  SPION (CONT’D)

     Ja, das ist das Geräusch. Bleib so …
```

Nach und nach werden immer mehr Geräusche gehört, die eingeordnet werden müssen. Um Klarheit zu erlangen, versuchen sie, die Szenen nach Gehör nachzustellen.

Scriptänderungen und –erweiterungen je nach persönlichem Geschmack!

Rollenspiel Nr. 82 - **Script wichtig**

Die Frauenbeauftragte

HANDLUNG

Die Frauenbeauftragte zitiert einen Mitarbeiter zu sich, über den es seitens einer weiblichen Mitarbeiterin zu Beschwerden gekommen ist. Sie stellt ihn zur Rede und er versucht sich zu verteidigen – doch der Schuss geht für die Frauenbeauftragte nach hinten los ...

LOCATION

Arbeitszimmer

KOSTÜME

Frauenbeauftragte: Kostüm mit kurzem Rock

Mitarbeiter: Jeans und Hemd

TIPPS

Das Verhältnis zwischen den beiden Mitarbeitern sollte zunächst recht frostig gespielt werden. Erst gegen Ende taut das Verhältnis auf.

SZENENSTARTER

Der folgende Script-Ausschnitt kann als Grundlage für ein eigenes Script dienen. Wir starten mitten in der Szene:

Der Mitarbeiter erscheint bei der Frauenbeauftragten und hört, dass ihn eine Mitarbeiterin gemeldet hat.

FRAUENBEAUFTRAGTE

… und dann hätten Sie ihr gleichzeitig an Brust und Po gegriffen.

MITARBEITER

Nein, nein. Das war doch alles ganz harmlos.

FRAUENBEAUFTRAGTE

Wenn das alles so harmlos war, warum zeigen Sie mir dann nicht einmal, was los war.

Beide stehen auf und er kommt zu ihrer Schreibtischseite.

FRAUENBEAUFTRAGTE (CONT'D)

Also, dann zeigen Sie mal …

MITARBEITER

Also, das war so …

Er greift der überraschten Frauenbeauftragten zwischen die Beine und an die Brust.

Natürlich kann unsere Frauenbeauftragte dem Mitarbeiter nicht viel entgegensetzen und so lässt sie sich noch einiges vom Mitarbeiter zeigen, was in der Firma so abgeht …

Scriptänderungen und –erweiterungen je nach persönlichem Geschmack!

Rollenspiel Nr. 83 - **Script sinnvoll**

Der Privatdetektiv

HANDLUNG

Ein Mann befürchtet, dass ihn seine Frau betrügt und beauftragt einen Privatdetektiv. Als dieser die Frau beobachtet, ist er von ihr derart fasziniert, dass er nichts Besseres zu tun hat, als sich ihr zu offenbaren und ein Verhältnis anzufangen. Hauptsache, der Mann kommt nicht nach Hause ...

LOCATION

Wohnzimmer

KOSTÜME

Frau: Kleid

Privatdetektiv: Jeans, Hemd, Jacke und Fernrohr

TIPPS

Wie sich die erste Kontaktaufnahme abspielt, bleibt den Rollenspielern überlassen (gibt er sich gleich zu erkennen, oder gibt er zunächst vor, jemand anders zu sein?)

SZENENSTARTER

Der folgende Script-Ausschnitt kann als Grundlage für ein eigenes Script dienen. Wir starten mitten in der Szene:

Der Privatdetektiv hat die Frau beim Fremdgehen erwischt und steht jetzt vor ihrer Haustür. Ihr Mann ist nicht zu Hause. Sie öffnet die Tür. Die erste Vorstellung hat bereits stattgefunden.

FRAU

Und was wollen Sie von mir?

PRIVATDETEKTIV

Ich will Ihre Seite der Geschichte hören.

FRAU

Was wollen Sie hören? Vernachlässigte Ehefrau, nymphomanisch veranlagt, betrügt ihren karrieregeilen Ehemann?

PRIVATDETEKTIV

Na, das klingt doch schon mal ganz gut. Ich könnte mir vorstellen, Ihrem Mann einen überarbeiteten Observationsbericht zu zeigen, wenn wir eine Einigung finden …

FRAU

Dann kommen Sie doch erst einmal rein …

Jetzt beginnt das Aushandeln der Konditionen, damit der Detektiv seinen Bericht überarbeiten kann. Je williger die Frau, desto unschuldiger wird sie in seinem Bericht für den Mann erscheinen …

Scriptänderungen und –erweiterungen je nach persönlichem Geschmack!

Rollenspiel Nr. 84 - **Script wichtig**

Der Hausfreund

HANDLUNG

Der Hausfreund ist ein Mann, der einerseits den Ehemann kennt, der aber andererseits der Liebhaber der Ehefrau ist. Der Reiz dieses Rollenspiels liegt ausschließlich darin, als ‚Fremder' die eigene Frau zu verführen.

LOCATION

Beliebig

KOSTÜME

Ehefrau: Kleid

Hausfreund: Jeans und Hemd

TIPPS

Der Hausfreund kennt sich in der Wohnung aus. Er kennt den Mann und ist über alles, was in der Ehe vor sich geht, informiert. Dieses Wissen kann er nutzen, um ein besserer Liebhaber für die vernachlässigte Frau zu sein.

SZENENSTARTER

Der folgende Script-Ausschnitt kann als Grundlage für ein eigenes Script dienen. Wir starten mitten in der Szene:

```
Der Ehemann hat gerade das Haus verlassen, als der
Hausfreund auch schon um die Ecke biegt.

                         FRAU

     Hast du das gesehen?

                      HAUSFREUND

     Was gesehen?

                         FRAU

     Na ihn. Er hat sich nicht einmal richtig von
     mir verabschiedet.

                      HAUSFREUND

     Dafür bin ich doch da. Das weißt du doch.

                         FRAU

     Ich glaube, er ahnt etwas. Wir müssen
     vorsichtiger werden.
```

Wie sich das Gespräch weiter entwickelt, bleibt den Rollenspielern vorbehalten. So könnten Strategien entwickelt werden, wie man den Mann auf eine falsche Spur bringen könnte, oder dass ab sofort der Sex nicht mehr im Ehebett, sondern im Keller stattfindet. Es gibt unzählige Möglichkeiten, entweder den Hausfreund in die Entscheidungen mit einzubinden, oder ihn außen vor zu lassen.

Rollenspiel Nr. 85 - **Script wichtig**

Erotikbäckerei

HANDLUNG

Eine neue Erotikbäckerei hat eröffnet. Der Bäcker und seine neue Gehilfin probieren neue Rezepte und vor allem neue Formen aus. Sieht die Brust realistisch aus? Nun, das muss noch einmal genauer mit der Vorlage verglichen werden ...

LOCATION

Küche

KOSTÜME

Gehilfin: Weißes kurzes Kleid

Bäckermeister: Weiße Hose, weißes T-Shirt

TIPPS

Um das Rollenspiel richtig in Gang zu bringen, kann vorab zusammen eine große Menge an Teig hergestellt werden, der sich gut formen lässt (Plätzchenteig). Auch der Einsatz von Lebensmittelfarben (z.B. rosa) ist sinnvoll.

SZENENSTARTER

Der folgende Script-Ausschnitt kann als Grundlage für ein eigenes Script dienen. Wir starten mitten in der Szene:

Bäckermeister und Gehilfin stehen neben den ersten Versuchen, neue erotische Backwaren herzustellen. Die ersten Ergebnisse sehen noch nicht so toll aus.

GEHILFIN

Ich weiß nicht. Also morgens im Spiegel sieht das alles etwas anders aus.

BÄCKERMEISTER

Ich finde die Brust sehr gelungen.

GEHILFIN

Gelungen? Wann haben Sie das letzte Mal eine Brust gesehen?

Sie dehnt den Ausschnitt und holt ihre Brust heraus.

GEHILFIN (CONT'D)

So sieht eine Brust aus!

BÄCKERMEISTER

Dann auf ein Neues. Übrigens habe ich auch große Probleme mit dem Formen unserer geplanten Blätterteig-Vagina, vom Mürbeteig-Hintern ganz zu schweigen …

Sehr gern wird die Gehilfin Modell stehen oder aktiv an der Gestaltung der neuen Erotik-Backwaren mitwirken. Vielleicht liegt ja auch noch etwas phallusförmiges an …

Scriptänderungen und –erweiterungen je nach persönlichem Geschmack!

Rollenspiel Nr. 86 - **Script sinnvoll**

Geist in der Lampe

HANDLUNG

Der Mann hat eine orientalische Öllampe vom Flohmarkt mitgebracht. Beim Putzen (es soll ein Geschenk für seine Frau sein), reibt er daran und es erscheint ein weiblicher Flaschengeist. Wie es sich für Flaschengeister gehört, will sie dem Mann 3 Wünsche erfüllen ...

LOCATION

Wohnzimmer, Schlafzimmer

KOSTÜME

Mann: Jeans und Hemd

Flaschengeist: Negligé, Schleier

TIPPS

Mit einer kleinen Öllampe und einem passenden Kostüm für SIE wird es ein sehr reizvolles Rollenspiel. Zwar bietet unser Flaschengeist 3 Wünsche an ... aber wer sagt, dass sie es sich nicht noch anders überlegt?

SZENENSTARTER

Der folgende Script-Ausschnitt kann als Grundlage für ein eigenes Script dienen. Wir starten mitten in der Szene:

Der Mann hat an der Öllampe gerieben und ein Flaschengeist ist erschienen. Nun steht dieser Geist in aufreizender Kleidung vor ihm und bietet die Wünsche an.

FLASCHENGEIST

Ich bin dir so dankbar, dass du mich befreit hast. Dafür hast du drei Wünsche frei. Was soll es sein? Edelsteine, Geld, Macht, …?

Der Mann denkt intensiv nach.

MANN

Drei Wünsche, hm?

FLASCHENGEIST

So ist die Regel …

MANN

Dann hätte ich gern einen Blowjob von dir. Und dann richtig guten Sex, mit allem Drum und Dran.

FLASCHENGEIST

Und dein dritter Wunsch?

Hier bleibt das Script offen, um den Spielern mehr Freiraum zu geben. Was genau sich der Mann wünscht, bleibt den Rollenspielern selbst überlassen.

Scriptänderungen und –erweiterungen je nach persönlichem Geschmack!

Rollenspiel Nr. 87 - **Script wichtig**

Die Ersthelferin

HANDLUNG

Die Frau kommt nach Hause und findet den Mann in einer Notsituation vor (z.B. bewusstlos neben dem Auto in der Garage). Jetzt müssen Wiederbelebungsmaßnahmen eingeleitet werden. Natürlich weiß die Frau genau, wie sie ihren Mann am besten wieder ‚hochbringt' ...

LOCATION

Beliebig

KOSTÜME

Ersthelferin: Rock und Bluse

Mann in Not: Jeans und Hemd

TIPPS

Natürlich kann der Mann auch ‚bluten'. Theaterblut oder ganz einfaches Ketchup können hier unschätzbare Dienste leisten. Je realistischer die Notsituation, desto besser.

SZENENSTARTER

Der folgende Script-Ausschnitt kann als Grundlage für ein eigenes Script dienen. Wir starten mitten in der Szene:

```
Die Frau betritt die Garage und findet ihren Mann
bewusstlos neben dem Auto liegen.

                         FRAU

      Oh mein Gott.

Sie kniet sich schnell neben ihrem Mann nieder.

                    FRAU (CONT'D)

      Dennis! Dennis!!

Sie schüttelt ihn an den Schultern, aber nichts
passiert.

                    FRAU (CONT'D)

      Wie war das doch gleich? Ach ja. Beengende
      Kleidung lockern.

Sie öffnet ihm den Hemdkragen, aber es gibt keine
Verbesserung. Sie überlegt einen Augenblick und
beginnt dann die Hose zu öffnen.

                    FRAU (CONT'D)

      Wenn das jetzt nicht hilft, weiß ich auch
      nicht mehr weiter …

Erst die intensive Wiederbelebung an der offenen
Hose bringt den Mann langsam wieder zurück …
```

Selbstverständlich erhebt diese Art der Wiederbelebung keinen Anspruch auf Erfolg.

Scriptänderungen und –erweiterungen je nach persönlichem Geschmack!

Rollenspiel Nr. 88 - **Script wichtig | Rollenumkehr möglich**

Flughafenkontrolle

HANDLUNG

Die Frau kommt am Flughafen zum Einchecken. Der Mitarbeiter kontrolliert sie und findet etwas Verdächtiges. Da wird eine genauere Untersuchung notwendig. Aber wo genau verläuft die Grenze zwischen berechtigter Suche und sexueller Belästigung?

LOCATION

Wohnung, z.B. Flur

KOSTÜME

Frau: Rock, Bluse und Jacke / Mantel

Security-Mann: Schwarze Hose, weißes Hemd, Krawatte

TIPPS

Ein kleines ‚Security'-Emblem am Hemd ... und der Schneebesen ist der Metalldetektor. Die Frau sollte diverse ‚verdächtige' Gegenstände (gut versteckt) bei sich tragen. Vorher bitte nicht absprechen!

SZENENSTARTER

Der folgende Script-Ausschnitt kann als Grundlage für ein eigenes Script dienen. Wir starten mitten in der Szene:

Die Frau betritt die Untersuchungsschleuse. Der Security-Mitarbeiter bewegt den Metalldetektor über ihren Körper. Natürlich schlägt er an …

SECURITY

Was haben wir denn da?

Er deutet auf ihr Dekolleté.

FRAU

Gar nichts haben wir da!

SECURITY

Tut mir leid, aber dann müssen wir eine Leibesvisitation durchführen. Bitte stellen Sie sich leicht breitbeinig hin und strecken Sie die Arme seitlich aus.

Der Security-Mitarbeiter schiebt Arme und Beine der Frau entsprechend der Anweisung auseinander. Die Frau protestiert. Dann beginnt er mit der gründlichen Leibesvisitation. Jeder Quadratzentimeter des Körpers wird genauestens abgetastet, jedes Versteck gefunden. Gerade, als die Frau denkt, dass es alles war, wird ihr noch mitgeteilt, dass jetzt eine Untersuchung der Körperöffnungen stattfinden muss!

Für die Untersuchung bestimmter Öffnungen stehen dem Mitarbeiter neben technischen Hilfsmitteln auch ganz private Untersuchungsgeräte zur Verfügung.

Scriptänderungen und –erweiterungen je nach persönlichem Geschmack!

Rollenspiel Nr. 89 - **Script sinnvoll**

Countdown 5 Minuten

HANDLUNG

Der Mann ist gefesselt und kann nicht befreit werden (Handschellen). Vor ihm befindet sich eine teuflische Maschine mit einem Sprengsatz, der nur durch Sperma deaktiviert werden kann. Der Countdown läuft ...

LOCATION

Keller

KOSTÜME

Frau: Rock und Bluse

Mann: Jeans und Hemd

TIPPS

Viele Tablets oder Smartphones bieten die Möglichkeit, einen Countdown einzustellen. Der Frau bleibt es freigestellt, wie sie an die lebensrettende Flüssigkeit kommt. Die Countdown-Zeit ist vorab natürlich frei wählbar, sollte dann aber eingehalten werden ...

SZENENSTARTER

Der folgende Script-Ausschnitt kann als Grundlage für ein eigenes Script dienen. Wir starten mitten in der Szene:

Der Mann steht mit den Armen hinter dem Körper an einem Heizungsrohr gefesselt. Vor ihm befindet sich der tödliche Mechanismus mit dem Countdown, der unerbittlich rückwärts läuft.

MANN

Schnell jetzt. Mach meine Hose auf.

Sie arbeitet schnell und effektiv.

FRAU

Was jetzt? Was macht dich am schnellsten an?

MANN

Zeig mir deine Titten und arbeite mit deinen Händen.

Die Frau reißt sich regelrecht die Bluse auf und hilft dem Mann. Die Sekunden verrinnen, aber es zeichnen sich erste Erfolge in ihren Bemühungen ab.

MANN (CONT'D)

Jetzt blas mir einen. Ich sage dir, bevor ich komme ...

Natürlich ist dies nur ein Beispiel! Hier muss jedes Rollenspiel-Paar selbst wissen, wie sie den Countdown schlagen können. Tipp: Der Countdown sollte nicht zu knapp bemessen sein. Nicht alles funktioniert unter Druck perfekt ...

Scriptänderungen und –erweiterungen je nach persönlichem Geschmack!

Rollenspiel Nr. 90 - **Script sinnvoll**

Gefangener & Wärterin

HANDLUNG

Ein neuer Gefangener wird eingeliefert. Von Anfang an erwartet er eine bevorzugte Behandlung (Bücher, Fernsehen, ...). Um derartige Hafterleichterungen zu erhalten, muss er sich jedoch mit der Wärterin gut stellen. Und die Wärterin hat da ganz eigene Vorstellungen ...

LOCATION

Gefängniszelle (Set in Keller oder Garage)

KOSTÜME

Wärterin: Polizeikostüm

Gefangener: Oranger Overall oder Kostüm mit Streifen

TIPPS

Das Set für eine Gefängniszelle ist recht aufwendig in der Herstellung. Ohne Metallbearbeitung können schwarz lackierte Holzstäbe für die richtige Gefängnisatmosphäre sorgen.

SZENENSTARTER

Der folgende Script-Ausschnitt kann als Grundlage für ein eigenes Script dienen. Wir starten mitten in der Szene:

Der Gefangene betritt das erste Mal seine Zelle. Bei ihm ist die Wärterin, die ihn in die Gefängnisabläufe einführt.

GEFANGENER

Kein Fernseher? Keine Bücher? Was soll ich denn hier den ganzen Tag machen?

WÄRTERIN (grinsend)

Fernsehen wird im Gemeinschaftsraum zugeteilt und Bücher … dafür musst du dich mit mir gut stellen.

Die Wärterin macht einen Schritt in die Zelle und deutet mit ihrem Schlagstock auf ihren Schritt.

WÄRTERIN (CONT'D)

Ist klar, was ich meine?

Man merkt dem Mann an, dass er sich das Leben im Gefängnis anders vorgestellt hat.

MANN

Was muss ich denn für … tun?

Es ist den Rollenspielern überlassen, sich entsprechende Tarife für Vergünstigungen auszudenken. Übrigens: Ist das Gitter kräftig genug gebaut, kann es auch Sex durch die Gitterstäbe geben …

Scriptänderungen und –erweiterungen je nach persönlichem Geschmack!

Rollenspiel Nr. 91 - **Script sinnvoll**

Spezialmassage

HANDLUNG

Ein besonderer Massagesalon hat neu eröffnet. Das besondere daran sind die einzigartigen Massagetische, die neben dem typischen Loch für den Kopf auch über ein Loch an einer ganz entscheidenden Stelle verfügen. Eine Massage kann daher sowohl von oben, als auch von unten erfolgen ...

LOCATION

Wohnzimmer

KOSTÜME

Masseuse: Kurzer, weißer Rock, weißes Shirt

Mann: Handtuch

TIPPS

Das entscheidende Loch sollte einen Durchmesser von wenigstens 15 cm haben, um der Masseuse von unten genügend ‚Arbeitsplatz' zur Verfügung zu stellen.

SZENENSTARTER

Der folgende Script-Ausschnitt kann als Grundlage für ein eigenes Script dienen. Wir starten mitten in der Szene:

Der Mann liegt zunächst auf dem Rücken und erhält von der Masseuse eine konventionelle Massage (incl. Massageöl).

MASSEUSE

Die Vorderseite ist fertig. Jetzt bitte umdrehen.

Der Mann ist offensichtlich etwas enttäuscht.

MANN

Ich hatte gehofft, dass wir uns noch ein wenig mehr um den Bereich … na Sie wissen schon … kümmern können.

MASSEUSE

Nein, ich sage umdrehen.

Der Mann dreht sich um und bemerkt jetzt, dass sein bestes Stück durch das Loch nach unten ragt. Nach kurzer Arbeit am Rücken des Mannes setzt die Masseuse sich unter den Tisch und beginnt mit der Sondermassage von unten.

Sollte ein Massagetisch vorhanden sein, kann dieser entsprechend umgebaut werden. Ansonsten kann jeder alte Tisch umfunktioniert werden. Verschiedene Gartentische besitzen bereits ein Loch für einen Schirmständer. Dieses vorhandene Loch kann mit einer Stichsäge vergrößert werden. Wichtig: Ränder gut polstern!

Scriptänderungen und –erweiterungen je nach persönlichem Geschmack!

Rollenspiel Nr. 92 - **Script sinnvoll**

Telefonsupport

HANDLUNG

Beim Telefonsupport klingelt es und eine Frau benötigt Hilfe mit einem von ihr erworbenen Gerät. Der Mitarbeiter kann ihr kompetent und mit vielen Tipps helfen. Ach ja – das Gerät, um das es geht, ist ein Vibrator mit diversen Einstellmöglichkeiten.

LOCATION

Schlafzimmer und Wohnzimmer

KOSTÜME

Frau: Nachthemd

Telefonsupport: Jeans, Hemd

TIPPS

Gibt es keine Möglichkeit eines tatsächlichen Telefonats, kann dies natürlich auch simuliert werden. Wichtig ist, dass der Mann die Frau nicht sieht, sondern allein auf ihre Angaben (und Geräusche) angewiesen ist.

SZENENSTARTER

Der folgende Script-Ausschnitt kann als Grundlage für ein eigenes Script dienen. Wir starten mitten in der Szene:

Die Frau hat beim Telefonsupport angerufen. Die grundlegenden Informationen (zum Gerät) wurden bereits ausgetauscht.

FRAU

Führe ich den Vibrator erst ein, oder schalte ich ihn erst an und führe ihn dann ein? Was ist denn da besser? Die Bedienungsanleitung sagt gar nichts dazu.

SUPPORT-MITARBEITER

Das ist Ihnen überlassen. Sie können so oder so vorgehen.

Einen kleinen Augenblick ist es ruhig, dann ist das Brummen des Vibrators zu hören.

FRAU

Er steckt jetzt. Wie geht es schneller?

Sie atmet intensiver.

SUPPORT-MITARBEITER

An der Fernbedienung finden sie ein kleines Drehrad. Drehen Sie es nach rechts.

Man kann hören, wie die Drehzahl zunimmt. Die Frau hat noch weitere Fragen zu allen möglichen Funktionen. Eventuell ist bei schwierigen Fragen auch eine persönliche Betreuung durch einen Servicetechniker notwendig …

Scriptänderungen und –erweiterungen je nach persönlichem Geschmack!

Rollenspiel Nr. 93 - **Script sinnvoll**

Zombieangriff

HANDLUNG

Die Frau wurde von einem Zombie gebissen und ist nun selbst eine Untote. Nach neuesten Erkenntnissen können Zombies durch eine orale, vaginale oder anale Spermien-Injektion wieder geheilt werden. Aber Vorsicht: Vor der Injektion sind sie extrem bissig ...

LOCATION

Beliebig

KOSTÜME

Zombie-Frau: Zerfetzte, schmutzige und blutige Kleidung (Rock, Bluse)

Mann: Jeans, Hemd

TIPPS

Jede Frau besitzt einige alte Sachen, die entsprechend mit Kunstblut präpariert werden können. Übrigens: Zombies sprechen nicht, sondern äußern nur ‚Laute'.

SZENENSTARTER

Der folgende Script-Ausschnitt kann als Grundlage für ein eigenes Script dienen. Wir starten mitten in der Szene:

Die Ehefrau wurde beim Einkaufen von einem Infizierten gebissen und ist zu einem Zombie geworden. Glücklicherweise konnte ihr Mann sie vorher bereits an Händen und Füßen fesseln.

MANN

Liebling, auch wenn du es eben nicht verstehst, aber ich kann dir helfen …

Er kommt mit einem Knebel und versucht ihn seiner Frau anzulegen. Sie versucht zu beißen. Es gelingt ihm nicht.

MANN (CONT'D)

Hör zu! Ich werde dich Doggystyle nehmen. Das mochtest du immer und ich bin vor deinen Bissen sicher.

Er weiß, dass sie ihn als Zombie nicht verstehen kann. Dennoch spricht er mit ihr. Dies dient mehr seiner Beruhigung, als ihrer Information. Sie wehrt sich wie eine Furie, als er sie über den Küchentisch beugt, unter den Rock greift und ihren Slip zur Seite schiebt.

Im Laufe der ‚Heilung' lässt die Gegenwehr des Zombies bereits merklich nach und schließlich kann sie auch dieses Mal wieder geheilt werden. Auch bei diesem Rollenspiel sollte ein Sicherheitswort vereinbart werden! Selbst ein Zombie kann dies im Notfall sagen.

Scriptänderungen und –erweiterungen je nach persönlichem Geschmack!

Rollenspiel Nr. 94 - **Script sinnvoll**

Der Monteur

HANDLUNG

Die Waschmaschine ist ausgefallen. Glücklicherweise ist dies innerhalb der Garantiezeit geschehen. Ein Monteur hat sich angesagt. Zwischen Ausfall und Montage liegt jedoch so viel Zeit, dass kaum noch etwas Sauberes zum Anziehen vorhanden ist.

LOCATION

Standort der Waschmaschine (Küche, Keller oder Wirtschaftsraum)

KOSTÜME

Monteur: Blaumann und T-Shirt

Frau: Slip und Sport-BH

TIPPS

Ja, ja ... natürlich kann man im Notfall seine Sachen im Waschbecken oder der Wanne von Hand waschen. Aber dies ist ein Rollenspiel!

SZENENSTARTER

Der folgende Script-Ausschnitt kann als Grundlage für ein eigenes Script dienen. Wir starten mitten in der Szene:

Es klingelt. Die Hausfrau ist nur sehr spärlich bekleidet und macht die Tür zunächst nur einen kleinen Spalt auf.

FRAU

Ja bitte?

MONTEUR

Kundendienst für Ihre Waschmaschine.

Sie atmet hörbar erleichtert auf und öffnet die Tür.

FRAU

Puh, das wird aber auch Zeit. Mir sind schon die ganzen Sachen ausgegangen. Ich habe ja praktisch nichts mehr zum Anziehen.

Sie führt den Monteur zur Maschine und er macht sich umgehend an die Arbeit. Sie steht daneben.

MONTEUR

Was ist denn das Problem?

FRAU

Ich öffne den Hahn und nichts passiert …

Um den Wasserhahn aufzudrehen, muss sich die Frau weit nach vorn beugen. Hier kann der Monteur bereits zugreifen. Das ganze Spielchen kann aber auch noch länger gehen …

Scriptänderungen und –erweiterungen je nach persönlichem Geschmack!

FEIERTAGS-SPECIAL | Rollenspiel Nr. 95 - **Script sinnvoll**

Heiligabend (24. Dezember)

HANDLUNG

Der Weihnachtsmann wird beim Abladen der Geschenke unter dem Weihnachtsbaum von der Frau des Hauses überrascht. Neben den Geschenken, die sie sich gewünscht hat, hat er auch noch eine ganz besondere ‚Rute' für die Hausherrin dabei.

LOCATION

Wohnzimmer, Weihnachtsbaum

KOSTÜME

Weihnachtsmann: Bart, Mütze, Mantel

Hausherrin: Kurzes, festliches Kleid

TIPPS

Vielleicht hat der Weihnachtsmann das wichtigste Geschenk vergessen und er erhält dieses Mal eine Bestrafung?

SZENENSTARTER

Der folgende Script-Ausschnitt kann als Grundlage für ein eigenes Script dienen. Wir starten mitten in der Szene:

Es ist Heiligabend, früher Abend, kurz vor der Bescherung. Der Weihnachtsmann steht im Wohnzimmer am Weihnachtsbaum und ist gerade dabei, die Geschenke zu verteilen, als ihn die Frau des Hauses überrascht.

WEIHNACHTSMANN (erschrocken)

Oh Fuck!

FRAU

Na, wen haben wir denn da?

WEIHNACHTSMANN

Ich habe nur … ich wollte gerade wieder … ach was soll's. Wow, du siehst gut aus.

Der Weihnachtsmann mustert die Frau langsam von oben bis unten. Dabei nickt er beeindruckt.

FRAU

Nun lenk mal nicht ab. Du solltest dich den Menschen doch gar nicht zeigen, oder?

WEIHNACHTSMANN

Ich sollte vieles nicht … Zum Beispiel sollte ich auch nicht vögeln …

Jetzt ist es an der Zeit, die ‚Rute' auszupacken und der Frau die Möglichkeit der Wahl zwischen Rute und Geschenk zu geben.

Scriptänderungen und –erweiterungen je nach persönlichem Geschmack!

FEIERTAGS-SPECIAL | Rollenspiel Nr. 96 - **Script sinnvoll**

Weihnachten (25. Dezember)

HANDLUNG

Kaputt und ausgelaugt vom Stress an Heiligabend stellt der Weihnachtsmann fest, dass er vergessen hat, eine Frau zu beschenken. Er sieht noch einmal auf seiner Liste nach: Ganz artig war die Frau im letzten Jahr ja nicht ...

LOCATION

Wohnzimmer, Weihnachtsbaum

KOSTÜME

Weihnachtsmann: Bart, Mütze, Mantel

Hausherrin: Negligé

TIPPS

Neben der Rute (der echten Rute!), sollte der Weihnachtsmann auch noch ein erotisches Geschenk dabei haben. Die Art des Geschenks ist dabei von den Vorlieben oder den Wünschen der Frau abhängig. In unserem Scriptbeispiel ist es ein stilvoller Glasdildo.

SZENENSTARTER

Der folgende Script-Ausschnitt kann als Grundlage für ein eigenes Script dienen. Wir starten mitten in der Szene:

Der Weihnachtsmann kommt an die Tür und die Frau öffnet.

WEIHNACHTSMANN

Ho, ho, ho …

FRAU (INTER)

Ach komm, damit brauchst du heute nicht mehr zu kommen. Ich habe dich gestern erwartet.

WEIHNACHTSMANN

Nun, als jemand, der im vergangenen Jahr nicht wirklich artig war, würde ich den Mund nicht zu voll nehmen.

Er deutet auf Rute und Geschenk und wackelt mit dem Kopf hin und her.

WEIHNACHTSMANN (CONT'D)

Rute oder Geschenk? Hmm … eine schwere Entscheidung, wenn ich dich so ansehe …

Die Frau öffnet langsam ihr Negligé.

FRAU

Vielleicht kann dir dies die Entscheidung ein wenig erleichtern?

Auch ein Weihnachtsmann ist eben nur ein Mann und so kann sich die Frau ihr Geschenk dann doch noch verdienen.

Scriptänderungen und –erweiterungen je nach persönlichem Geschmack!

FEIERTAGS-SPECIAL | Rollenspiel Nr. 97 - **Script nicht notwendig**

Ostern

(Erster Sonntag nach dem ersten Vollmond nach dem Frühjahrsanfang)

HANDLUNG

Der Frühling ist in vollem Gange und die entsprechenden Gefühle gehen hoch her. In Feld und Flur wird gerammelt, dass es nur so eine Freude ist. Da will das menschliche Bunny seinen tierischen Verwandten in nichts nachstehen.

LOCATION

Beliebig

KOSTÜME

Bunny: Hasenohren, Body mit Püschel

Mann: Beliebig

TIPPS

Ein Bunny ist ein scheues, eher unterwürfiges Wesen. Dies sollte in der Darstellung der Rolle auch so herübergebracht werden.

SZENENSTARTER

Der folgende Script-Ausschnitt kann als Grundlage für ein eigenes Script dienen. Wir starten mitten in der Szene:

Die Frau ist als sexy Bunny verkleidet. Dazu gehören neben Hasenohren und Püschel auch High-Heels. In der Hand trägt sie einen kleinen Korb mit allerlei Süßigkeiten. Sie überrascht mit ihrer Verkleidung den Mann, der im Wohnzimmer sitzt.

MANN

Oh, hallo, was machst du denn hier?

BUNNY

Ich bin natürlich dabei die Ostereier zu verstecken. Aber leider scheine ich nicht genug davon zu haben …

MANN

Tja, was kann man denn da machen?

Er setzt sich etwas breitbeiniger hin.

BUNNY

Weißt du, wo ich noch welche finden könnte?

Der Mann lächelt und nickt in Richtung seiner Hose.

MANN

Vielleicht solltest du hier mal ein wenig suchen?

Natürlich wird das Bunny schnell fündig.

FEIERTAGS-SPECIAL | Rollenspiel Nr. 98 – **Script nicht notwendig**

Steak & BJ-Day (14. März)

HANDLUNG

Der Name dieses (nicht ganz offiziellen) Feiertags für den Mann sagt eigentlich schon alles aus. Hier sollen zwei Dinge zusammentreffen, die in der Gunst der Männer sehr weit oben stehen: Steaks und Blowjobs!

LOCATION

Beliebig

KOSTÜME

Frau: Beliebig, bevorzugt Minirock und leichte Bluse

Mann: Beliebig

TIPPS

Wichtiger Hinweis:

Es heißt *Steak <u>UND</u> Blowjob Day* und nicht *Steak <u>ODER</u> Blowjob Day* ...

Auf ein Script wird hier bewusst verzichtet.

FEIERTAGS-SPECIAL | Rollenspiel Nr. 99 - **Script nicht notwendig**

Valentinstag (14. Februar)

HANDLUNG

Ob echter Feiertag oder von der Süßwarenindustrie forciert: der Valentinstag gehört der Frau! Sie bestimmt an diesem Tag was getan wird – und das gilt tagsüber UND abends im Bett.

LOCATION

Beliebig

KOSTÜME

Frau: Beliebig (bevorzugt Minirock)

Mann: Hose, Hemd, gegebenenfalls Krawatte

TIPPS

Hier darf sich der Mann einmal unterwerfen, ohne das ganze Drumherum einer Domina zu erleben.

Auf ein Script wird hier bewusst verzichtet.

Rollenspiel Nr. 100 – **Kein Script**

Apokalypse

HANDLUNG

Ein Meteor nähert sich der Erde, die den Einschlag nicht überstehen wird. Die Apokalypse ist da. Wie wollen wir den letzten Tag (Abend) auf der Erde verbringen? In diesem Rollenspiel können wir ein letztes Mal ‚die Sau rauslassen'.

LOCATION

Beliebig

KOSTÜME

Frau: Beliebig

Mann: Beliebig

TIPPS

Kein klassisches Rollenspiel im engeren Sinn. Das Hineinversetzen in die Situation macht diese Szene jedoch zu einem aufreizenden Spiel mit dem ‚Was wäre wenn' ...

Auf ein Script wird hier bewusst verzichtet.

Nachwort

Wir haben euch 100 Rollenspiele vorgestellt. Ihr habt Hinweise zu Handlungsabläufen, Kostümen und Locations erhalten. Jetzt ist es an euch, daraus etwas zu machen.

Auf dem Papier wirken die Scripts und Handlungsanweisungen häufig starr und vielleicht sogar etwas seltsam. Es ist an euch, daraus etwas Aufregendes zu machen. Freut euch nicht nur auf den besonderen Sex, der am Ende des Rollenspiels steht, sondern genießt auch den Weg dorthin – von der Erstellung eines Scripts, über die Auswahl der Kostüme, bis zum Bau eines Sets. Arbeitet miteinander daran, dass das Rollenspiel für euch ein echtes Highlight wird.

Habt Spaß!

Wir würden uns sehr über euer Feedback, eure Erlebnisse und Geschichten zu euren eigenen Rollenspielen freuen. Schreibt uns!

info@MIKEundSABRINA.de

Sabrina & Michael Schulze

Pornodreh

Handbuch für den privaten Porno

Anleitungen, Anregungen, Scripts und Wissenswertes für euren eigenen Porno

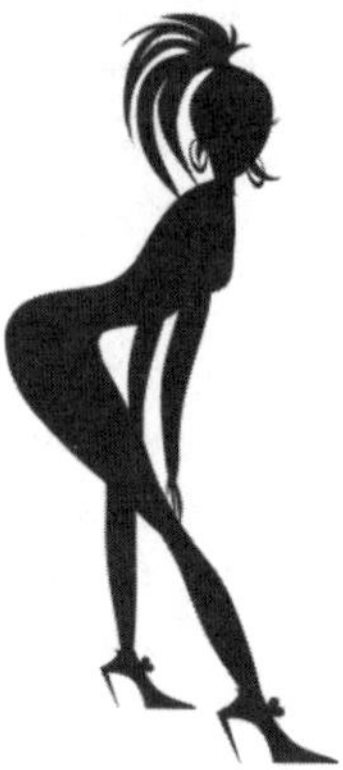

Ein privater Porno ist ein gutes Mittel, um Schwung in eine Beziehung zu bringen. Aber wie dreht man einen guten Porno? In diesem Handbuch findet Ihr zu allen relevanten Punkten detaillierte Informationen und Hilfestellungen. Vom Script (ja, das gibt es tatsächlich auch bei einem Porno), über das Casting (ab einem 3er wird das notwendig), bis zum Shooting selbst findet Ihr hier alles übersichtlich und verständlich erläutert.

Pornodreh – Handbuch für den eigenen Porno

Anleitungen, Anregungen, Scripts und Wissenswertes für euren eigenen Porno

ISBN 978-3-86448-505-3 | 228 Seiten | EUR 14,90 [D]

Sabrina & Michael Schulze

Quickies

Das große Buch vom schnellen Glück

Anregungen, Fakten und Kurzgeschichten rund um den | gut geplanten | Quickie

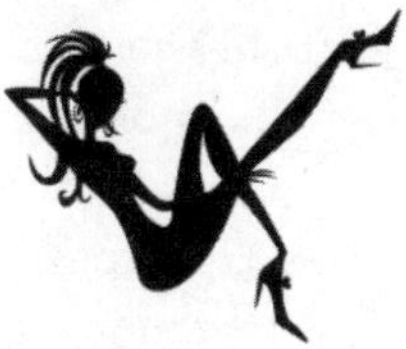

Bei vielen Menschen kehrt in einer Beziehung sehr schnell der graue Alltag ein. Der Quickie - per Definition ist dies der schnelle Sex für zwischendurch - ist ein perfektes Mittel, um eine Beziehung frisch und interessant zu halten. Ein (gut geplanter) Quickie in anregender Umgebung mit dem eigenen Partner hilft jeder Beziehung - egal ob man zwei Monate oder 20 Jahre zusammen ist. Viel Spaß!

Quickies - Das große Buch vom schnellen Glück

Anregungen, Fakten und Kurzgeschichten rund um den | gut geplanten | Quickie

ISBN 978-3-86448-503-9 | 152 Seiten | EUR 9,90 [D]

Quickies

Hier findet ihr eine kleine Leseprobe aus einer der Kurzgeschichten im Buch ‚Quickies'

„Das kleine Schwarze"

Eigentlich ging er gern mit ihr zum Shoppen. Eigentlich.

Heute hatte er etwas anderes vor. Sein Chef hatte ihn etwas früher in das Wochenende entlassen, nicht ohne zu erwähnen, dass er die Präsentation *‚wirklich gern'* schon am Montag auf seinem Schreibtisch sehen würde. Er würde das Wochenende also mit Recherchen im Internet und der Erstellung einer Präsentation verbringen müssen.

Torben und Jeanette kannten sich seit vier Jahren und lebten seit drei Jahren zusammen. Es hatte sich nicht nur sehr schnell eine tiefe Vertrautheit zwischen ihnen aufgebaut, auch äußerlich gaben sie ein hübsches Paar ab. Er, groß und trainiert, sie, etwas kleiner mit einer guten Figur und schulterlangen brünetten Haaren, die sie mal offen, mal als Pferdeschwanz oder hochgesteckt trug.

Gleich früh am Samstagmorgen hatte Jeanette ihn mit ihrer Wochenendplanung vertraut gemacht.

„Heute muss ich mir ein Kleid besorgen. Wir sind morgen Abend bei Rolf und seiner neuen Freundin eingeladen. Ich glaube, er will unser ok zu ihr. Du weißt ja, wie er ist. Ich will jedenfalls ein kleines Schwarzes. Nicht zu extravagant, aber schon etwas Schickes."

„Du weißt aber, dass mir mein Boss Arbeit für das Wochenende aufgedrückt hat, oder?", erwiderte Torben halbherzig. Insgeheim begrüßte er die Möglichkeit, Zeit mit seiner Freundin zu verbringen.

Nachdem Jeanette ihm erklärt hatte, dass sie Wert auf seine Meinung zum neuen Kleid legen würde, gab er schnell nach und sie fuhren kurze Zeit später in die nahegelegene Großstadt, um eine, wie Jeanette es ausdrückte, halbwegs anständige Auswahl zu haben. In den ersten paar Boutiquen ging es wider Erwarten sehr schnell. Einmal war überhaupt nichts da, einmal waren die Preise jenseits von Gut und Böse und ein anderes Mal lag es an der Verkäuferin, die sich als *‚unfähig'* erwiesen hat, Jeanette die passende Größe zu zeigen.

Torben genoss es. Jeanette war wirklich keine einfache Kundin. Sie wusste genau, was sie wollte und was noch besser war, sie sagte dies auch jeder Verkäuferin recht unverblümt und insbesondere dann, wenn etwas schief ging.

Als nächstes stand eine große Kaufhausfiliale auf dem Programm. Auf dem Weg in die dritte Etage stand Jeanette vor Torben auf der Rolltreppe, als sie sich unvermittelt umdrehte. Bevor sie etwas sagen konnte, blickte Torben zur Seite.

„Sag mal, starrst du mir etwa auf den Hintern?“, grinste sie ihn an. Torben atmete hörbar aus. *„Ich habe gerade gedacht, warum ziehst du nicht einfach eine knackige Jeans an, wenn wir zu Rolf fahren?“*

„Hey, das war nicht meine Frage.“

„Und wenn ich dir auf den Hintern gestarrt habe? Wie ich das so sehe, ist er das doch wert, angestarrt zu werden, oder etwa nicht?“

Jeanette lächelte schelmisch und drehte sich wieder um. Gute Antwort, das musste sie ihm lassen. Torben war sich sicher, dass sie jetzt ihren Knackarsch noch deutlich weiter in seine Richtung ausstreckte. Er grinste, jedoch nicht zu auffällig und setzte seine Beobachtungen fort.

In der Abteilung angekommen, wählte Jeanette drei verschiedene Kleider aus, die ihren Kriterien entsprachen: klein, schwarz und sehr kurz. Sie verschwand im Umkleidegang und wartete geduldig, bis eine der acht Kabinen frei wurde. (...)

Ende der Vorschau

Sabrina & Michael Schulze

Flirten

Die ultimative Flirtschule

Anregungen, Fakten und Übungen zum perfekten Flirten in allen Lebenslagen

Flirten ist weit mehr als die ‚Anmache' in der Bar. Flirten ist eine Kunstform, eine Lebensart, die bei beiden Partnern gute Gefühle auslöst, wenn sie richtig beherrscht wird. Wer flirtet, geht mit einem Lächeln durchs Leben. Hiermit steht euch eine Flirtschule zur Verfügung, die auch dem Schüchternen den Weg zum erfolgreichen Flirt ebnet.

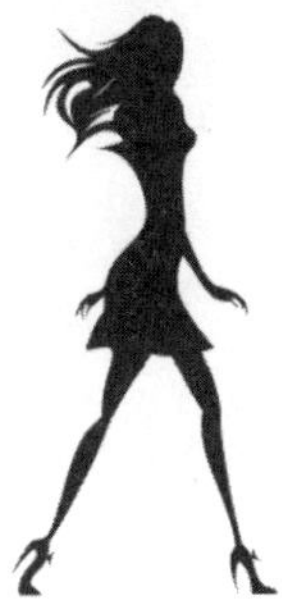

Flirten - Die ultimative Flirtschule

Anregungen, Fakten und Übungen zum perfekten Flirten in allen Lebenslagen

ISBN 978-3-86448-504-6 | 152 Seiten | EUR 9,90 [D]